Ganz da sein, wenn ein Leben endet

Achtsame Sterbebegleitung
Ein Handbuch

Kirsten DeLeo

Ganz da sein, wenn ein Leben endet

Achtsame Sterbebegleitung

Ein Handbuch

Aus dem Englischen von Ursula Richard

edition steinrich

Bibliografische Information der Deutschen Bibliothek:
Die Deutsche Bibliothek verzeichnet diese Publikation in der Deutschen Nationalbibliografie; detaillierte bibliografische Daten sind im Internet über http://dnb.ddb.de abrufbar.

www.edition-steinrich.de

Originaltitel: *Present through the End. A Caring Compagnion's Guide for Accompanying the Dying*
erschienen bei Shambhala Publications, Inc.
4720 Walnut Street, Boulder, Colorado 80301, www.shambhala.com

Übersetzung: Ursula Richard
Umschlaggestaltung: Grafikbüro Schadenberg, Berlin
Umschlagfoto: © Astrid Mattwei
Gestaltung und Satz: Traudel Reiß
Druck: CPI-books GmbH
Printed in Germany

ISBN 978-3-942085-68-7

Für alle, die sterbende Menschen
auf ihrem Weg begleiten
und es wagen, ganz bei ihnen zu sein.

Inhalt

Einführung

Den ersten Menschen, den ich bei seinem Sterben begleitete, war ein junger Mann mit einer schweren Krebserkrankung. Er war 28 Jahre alt, so alt wie ich auch damals. Er hatte viele lange Wochen Therapie hinter sich, um mehr Zeit zu gewinnen, als ich ihn das erste Mal besuchte. Seine Freundin hatte mich gebeten, mit ihm zu sprechen, als sie erfuhr, dass ich eine Ausbildung zur ehrenamtlichen Hospizmitarbeiterin machte. Sie war verzweifelt, da er sich von ihr und der Welt abgeschottet hatte und ihn Wut, Zorn und Bitterkeit innerlich auffraßen. Als ich sein nüchtern kahles Krankenzimmer betrat, fühlte ich mich völlig hilflos und allein. Das Einzige, was ich tun konnte, war, mich an sein Bett zu setzen und ganz da zu sein.

Der Tod berührt uns alle. Irgendwann in unserem Leben werden wir einem Menschen begegnen, der dem Tod nahe steht – ein Familienmitglied, eine Freundin, ein Nachbar oder eine Patientin. Die Begleitung Sterbender fordert uns heraus, authentisch und mitfühlend da zu sein, unabhängig von unserer Rolle, und schließlich selbst in den Spiegel des Todes zu schauen und sich der schmerzhaften Wahrheit der eigenen Sterblichkeit zu stellen.

In den letzten 25 Jahren habe ich in den verschiedensten Funktionen und an den unterschiedlichsten Orten Menschen in ihrer letzten Lebensphase begleitet und betreut. Familienmitglieder, Freundinnen und Patienten; zu Hause, in Pflegeheimen, auf der Intensivstation oder im Hospiz. Ein sterbender Mensch braucht jemanden, der ihn begleitet; eine Person, die sich wirklich kümmert, die Verständnis hat und ohne zu urteilen einfach da ist. Auch die Begleitenden brauchen eine solche verständnisvolle Unterstützung.

Für einen sterbenden Menschen ganz da zu sein bedeutet, den Mut zu haben, präsent zu sein, auch wenn wir uns macht- und hilflos fühlen; zu bleiben, wenn wir aus Angst eher weglaufen wollen; zu lieben, trotz des bevorstehenden Abschiedes und Verlustes, und jeden kostbaren Augenblick wach zu leben, während die Zeit verrinnt. Ganz da zu sein ist ein Wagnis. Es könnte das Schwierigste sein, das wir je in unserem Leben getan haben. Doch wenn wir es wagen, uns darauf einzulassen, dann entdecken wir vielleicht, dass es zu den intimsten, schönsten und wertvollsten Dingen gehört, die wir erfahren können.

Über dieses Buch

Dieser kleine Wegweiser ist mehr als ein Buch. Er soll ein Freund, ein fürsorglicher Begleiter für alle sein, die Sterbende begleiten. Er richtet sich an Angehörige, Freundinnen und Freunde sterbender Menschen sowie an haupt- und ehrenamtliche Mitarbeiterinnen und Mitarbeiter. Gute Sterbebegleitung ist immer eine gemeinsame Aufgabe. Dieses Buch bietet praktische Methoden und Anregungen, wie wir sterbenden oder schwerkranken Menschen auf authentische

Weise und mit Zuversicht begegnen und auf ihre Bedürfnisse mitmenschlich, achtsam und einfühlsam eingehen können. Eine friedvolle Atmosphäre hilft Sterbenden, loszulassen und in Ruhe zu sterben.

Falls Sie sich um einen nahestehenden Menschen kümmern oder sich darauf vorbereiten, hoffe ich, dass dieses Handbuch Ihnen praktische Unterstützung bietet, um durch schwierige Zeiten zu navigieren. Es wird Ihnen den notwendigen Mut geben, mit einem offenen, weiten Herzen für sich selbst und den Sterbenden da zu sein: von dem Moment, in dem Sie die Nachricht der lebensbedrohlichen Diagnose eines nahestehenden Menschen erhalten oder in dem Sie erfahren, dass er bereits im Sterben liegt, bis zum Zeitpunkt des Todes und darüber hinaus.

Ich wünsche mir, dass dieses Handbuch in achtsamer Sterbebegleitung für alle, die im Palliativ- und Hospizbereich tätig sind, eine Bestätigung, Bestärkung und eine Quelle der Inspiration ist. Sterbende brauchen Expertinnen und Experten, die auf medizinische, pflegerische, psychosoziale und spirituelle Bedürfnisse eingehen können, ebenso benötigen sie auch die Herzenswärme und klare, heilsame Wirkung unserer Präsenz. »In der Arbeit mit Sterbenden«, sagt Cicely Saunders, die große Pionierin der Hospizbewegung, »bist du zu 50 Prozent in deiner fachlichen Kompetenz gefragt und zu 50 Prozent als Mensch.« In der Intensität des Arbeitsalltags und im modernen Gesundheitswesen gerät der menschliche Aspekt in der Begleitung leider häufig aus dem Blick. Doch ist es nicht genau dieser Aspekt, der uns als Begleitende motiviert und unser Tun mit Sinn erfüllt? Ich kenne viele, die sich in

Arbeitsstrukturen bewegen, die fast »Übermenschliches« von den Mitarbeiterinnen und Mitarbeitern erwarten und damit »unmenschlich« sind. Mein Wunsch ist es, dass wir Menschlichkeit in den Mittelpunkt stellen – in allen Bereichen der Behandlung, Pflege und Betreuung – und dies für alle Beteiligten. In der Einfachheit der zwischenmenschlichen Verbindung von Sterbenden und Begleitenden liegt eine große Kraft. Eine Kraft, die für beide heilsam sein kann.

Dieses Buch schöpft aus vielen Quellen Inspiration. Meine reichhaltigen Erfahrungen in der Begleitung sterbender Menschen, der Arbeit im Zen-Hospiz, im Laguna Honda Hospital, im Maitri in San Francisco und in den Spiritual Care Zentren in Irland und in Deutschland sind hineingeflossen. Darüber hinaus schöpft es aus meiner langen Lehrtätigkeit im Bereich der kontemplativen Begleitung und der weltweiten Arbeit des Spiritual Care Programms, eines internationalen Netzwerks, das von Sogyal Rinpoches *Tibetisches Buch vom Leben und vom Sterben* inspiriert ist und Kurse zum Thema Heilung, Sterben, Tod und Trauer anbietet. Einige der Übungen in diesem Buch stammen aus der professionellen Weiterbildung in kontemplativer Sterbebegleitung, *»Authentic Presence« (Authentische Präsenz).* Ich habe diese Weiterbildung mit entwickelt und unterrichte sie seit mehr als fünfzehn Jahren gemeinsam mit einem internationalen Team von Mitarbeiterinnen im Palliativ- und Hospizbereich in den USA und Europa. Der kontemplative Ansatz stützt sich auf meditative Methoden, um die Qualitäten von Herzensgüte, Mitgefühl und innerer Weisheit zu vertiefen und die fachlichen Kompetenzen zu stärken. Zu meinen größten Inspirationsquellen gehören meine langjährige Meditationspraxis und die tiefe und zugleich praktische Weisheit, die mir meine buddhistischen Lehrer und Lehrerinnen mit auf den Weg gegeben haben. Beides hat mir über die vielen Jahre die Kraft, den Mut, das Vertrauen und auch die Freude für *das Wagnis, ganz da zu sein* gegeben. Die wichtigste Lektion, die ich für die Begleitung sterbender Menschen und den Großteil des übrigen Lebens gelernt habe, lautet: *Es zählt nicht, was man sagt oder tut, sondern wie man ist und dass man ganz da ist.*

Wie Sie dieses Buch nutzen können

Schlagen Sie dieses Buch auf, wann immer Sie Rat, Inspiration und Ermutigung brauchen. Jedes Kapitel beleuchtet einzelne Aspekte des Daseins für jemanden am Lebensende: wie wir in schwierigen Phasen unsere innere Mitte nicht verlieren oder auf die unterschiedlichen Bedürfnisse eines sterbenden Menschen besser eingehen können; welche Worte hilfreich sein können, bis hin zu dem, wie wir den aktiven Sterbeprozess auch spirituell begleiten und lernen können, mit Abschied, Schmerz und Trauer auf eine verständnisvollere Weise umzugehen.

In jedem Kapitel finden Sie Inspirationen von spirituellen Lehrenden, kontemplativen Denkern und Dichterinnen – Funken und Einsichten, die meine Seele genährt und mich durch harte Zeiten hindurch begleitet haben. Ich hoffe, sie sind auch für Sie anregend. Beim Schreiben habe ich berührende Aussagen von sterbenden Menschen miteingeschlossen. Wer, wenn nicht der oder die Sterbende selbst, weiß am besten, was wirklich zählt? Die Namen der Patienten, auch einige der Details, habe ich verändert, um ihre Privatsphäre zu schützen.

Die meisten Kapitel enthalten kurze praktische und lebensnahe Übungen, die man an Ort und Stelle und in wenigen Augenblicken leicht umsetzen kann, sei es zu Hause, am Sterbebett oder wo immer Sie sind. Diese Übungen werden Ihnen helfen, Ihre innere Ruhe und Ihr Gleichgewicht zu finden, wenn Sie diese am dringendsten brauchen. Sie werden Ihnen helfen, sich vor allem in ungewissen und schmerzhaften Situationen geerdet zu fühlen und ruhig zu bleiben – offen und freundlich zu sein für das, was in Ihnen auftaucht, und gleichzeitig den Raum für die sterbende Person zu halten.

Wissenschaftliche Studien zeigen, dass Übungen dieser Art Stress und Angst abbauen, uns bei der Verarbeitung von Emotionen helfen und unsere Beziehung zu anderen verändern. Eine Reihe von Studien hat sich speziell auf Pflege- und Pflegefachkräfte im Gesundheitswesen konzentriert. Dabei hat sich gezeigt, dass es ein paar einfache Dinge gibt, die wir tun können, um uns vor Stress und Burnout zu schützen und um uns besser mit den Menschen zu verbinden, die wir pflegen und um die wir uns kümmern.

Sie können dieses Buch von vorn bis hinten lesen oder einen Abschnitt wählen, der Ihnen für Ihre konkrete Situation am relevantesten erscheint oder in dem eine bestimmte Frage behandelt wird, vor der Sie gerade stehen. Sein handliches Format passt in fast jede Tasche. Sie können es jederzeit und überall lesen: auf dem Weg zu einer Freundin, bei der gerade eine lebensbedrohliche Krankheit diagnostiziert wurde; während Sie in einer Arztpraxis warten oder in der Mittagspause. Sie können über die poetischen Zwischenspiele hinweglesen und sich direkt den praktischen Informationen zuwenden. Sie können sich die Listen mit möglichen Gesprächsanfängen oder Fragen vornehmen, wenn Sie sich ratlos fühlen, wie Sie ein schwieriges Thema angehen können. Machen Sie eine Ihrer Lieblingsübungen, wenn Sie sich beruhigen müssen. Falls Sie mehr Zeit haben, lesen Sie die folgenden Seiten in gemächlichem Tempo bei einer Tasse Tee und halten Sie bei Themen inne, die Ihr Interesse wecken und Sie zu einem tiefen Atemzug einladen.

Wenn Sie etwas Hilfreiches finden, nutzen Sie es und teilen Sie es mit anderen, die es interessieren könnte. Wenn etwas keinen Sinn für Sie ergibt oder für Ihre Situation nicht relevant ist, ist das auch in Ordnung. Es mag für jemand anderen nützlich sein.

Einen Mitmenschen dabei zu unterstützen, gut zu sterben, und die eigene Warmherzigkeit zu stärken ist sowohl schwierig als auch schön, alltäglich und zutiefst spirituell. Wir müssen nicht hilflos und unvorbereitet sein, wenn wir uns dem Tod gegenübersehen – dem Tod anderer oder unserem eigenen. Es gibt Wege, auf denen wir wachsen und die Weisheit des Herzens vertiefen können, um im fraglichen Moment nicht mit leeren Händen dazustehen.

Sterbende zu begleiten ist Herausforderung und Geschenk zugleich. In diesem Handbuch haben Sie einen verständnisvollen Freund und verlässlichen Weggefährten an Ihrer Seite, der für Sie da ist.

1

Die Kraft liebevoller Präsenz

»Ich habe Angst. Ich möchte bei ihm sein, doch zu sehen, wie er stirbt, ist einfach zu hart.« Die Stimme meiner Freundin klang leise durchs Telefon. Über eine lange Zeit hatte ihr Vater mit einer schweren Krebserkrankung gelebt. Nun lag er im Sterben. Ihre ehrliche Aussage drückt die tiefe Ohnmacht und Betroffenheit aus, die wir empfinden, wenn wir mit dem Sterben konfrontiert werden und gleichzeitig den starken Wunsch verspüren, für den anderen da zu sein – wenn wir nur wüssten wie. Einen schwerkranken und sterbenden Menschen in unserer Mitte zu begleiten ist nichts, was uns zu Hause oder in der Schule beigebracht wird. Selbst in der medizinischen Ausbildung fehlen Fort- und Weiterbildungen, die sich mit den existentiellen und spirituellen Dimensionen dieser Arbeit und dem Umgang mit Endlichkeit nicht nur an der Oberfläche, sondern in wesenhafter Tiefe auseinandersetzen. Tod und Sterben sind schon lange keine Tabuthemen mehr. Doch trotz wachsender Offenheit sind wir individuell und als Gesellschaft meist immer noch völlig unvorbereitet, um für Menschen, die an der Schwelle zwischen Leben und Tod stehen, präsent zu sein und auf ihre inneren Bedürfnisse und tieferen Fragen einzugehen.

Einen sterbenden Menschen zu begleiten heißt, *Seite an Seite* mit ihm zu gehen. Seite an Seite – dieses Bild fängt für mich auf schöne Weise das Wesentliche in der Pflege, Betreuung und Begleitung dem Tode nahe stehender Menschen ein. Es beschreibt die natürliche menschliche Regung von Zuwendung und Fürsorglichkeit. Und es würdigt, dass Verlust, Krankheit und Tod geteilte menschliche Erfahrungen sind, ohne dabei die Notwendigkeit von fachlicher Kompetenz und Wissen außer Acht zu lassen.

Meine Erfahrung mit John, einem engen Freund, der an AIDS starb, brachte mir die wahre Bedeutung von menschlicher Fürsorge und Verbundenheit am Lebensende nahe. John war einer der langjährig Überlebenden mit AIDS in San Francisco. Als sich sein Zustand drastisch verschlechterte und klar wurde, dass er diese erneute Krise nicht überstehen würde, beschloss er, das Krankenhaus zu verlassen. Er wollte zu Hause sterben, umgeben und gepflegt von ihm vertrauten Menschen und seinen engen Freundinnen und Freunden. Ich besuchte ihn am ersten Nachmittag zu Hause und fragte ihn, was ich tun könne, um ihm zu helfen. »Sei einfach meine Freundin«, antwortete er sanft und etwas traurig. Die Einfachheit seiner Antwort berührte mich und alle anderen, die an diesem Nachmittag bei ihm waren. Seine Worte machten deutlich, worum es in der Begleitung von Sterbenden geht.

Menschen am Lebensende zu begleiten – so meine langjährige Erfahrung – geht über Rollen oder Funktionen hinaus. Ob wir in einer professionellen Rolle, als Angehöriger oder Freundin am Bett stehen – Sterbebegleitung fordert uns heraus, Mensch zu sein. Es ist eine Einladung, in unser Mensch-

und Dasein hineinzuwachsen. Präsent, offen und berührbar zu werden. Wir können lernen, achtsam und vorteilslos zuzuhören und mit großer Einfühlsamkeit daran teilzuhaben, wie ein Mitmensch seine Welt sieht und versteht.

Einfach da sein. Ich weiß, das mag einfach klingen, doch aus so vielen Gründen kann es schwierig sein, in der Gegenwart eines Sterbenden zu sein. Ich hatte das Glück, das von meiner Großmutter zu lernen. Mein Großvater starb mit zweiundneunzig Jahren und meine Großmutter und ich kümmerten uns in seinen letzten Tagen um ihn. Er starb an einem Sonntagmorgen, zu Hause, in seinem eigenen Bett, umgeben von seiner Familie. Wir saßen an seiner Seite, wuschen dann seinen Leichnam und zogen ihm seinen besten Sonntagsanzug an. All dies geschah mit großer Liebe und Zärtlichkeit. Meine Großmutter bat darum, dass sein Leichnam noch eine Nacht zu Hause bleiben konnte. Sie schlief neben ihm, wie sie es siebzig Jahre lang getan hatte, und ich rollte mich neben ihnen zusammen wie so oft in meiner Kindheit.

Für meine Großmutter war der Tod eine natürliche Sache. Gewiss war Trauer spürbar – sie hatte jedoch nicht die Macht, die Liebe meiner Großmutter zu ersticken. In der alltäglichen und zutiefst menschlichen Art und Weise, wie sie sich um meinen Großvater kümmerte, lehrte sie mich eine einfache, aber tiefgründige Lektion: die Kraft liebevoller Präsenz.

Du bist alles, was nötig ist

Wir wollen einem Menschen helfen, der dem Tod ins Auge sieht, doch wir wissen oftmals nicht wie. Wir sind möglicherweise besorgt, dass wir nicht genug wissen, oder haben Angst, die Dinge noch schlimmer zu machen. *Was ist, wenn ich etwas falsch mache oder das Falsche sage?* Das sind sehr verständliche Ängste, aber sie sollten uns nicht daran hindern, präsent zu sein.

Das Leben ist chaotisch, und wir machen Fehler. Selbst wenn wir uns ungeschickt anstellen, kann unsere warmherzige und gutwillige Präsenz ein Halt für Sterbende sein. Eines Morgens bekam ich einen Anruf vom Hospiz. Eine meiner Patientinnen hatte gerade eine schwere Panikattacke erlitten. Als ich ankam, hatte sie sich bereits ein wenig beruhigt, war aber immer noch rastlos und redete unaufhörlich. Ihre Gedanken überschlugen sich. Eine bedrückende Atmosphäre der Unruhe und Angst erfüllte den Raum. Ich fühlte mich in meiner Körpermitte geerdet und im natürlichen ruhigen Fluss meines Atems verankert. Doch einem Teil von mir war es deutlich unwohl angesichts der Tiefe ihrer Not und wollte, dass ihre Angst verschwände, damit die Dinge wieder in Ordnung wären. Wider besseres Wissen versuchte ich, ihr ihre Gefühle auszureden, ihre verzweifelte Situation herunterzuspielen und ihre Bedenken zu zerstreuen. Es ist wohl kaum überraschend, dass meine verzagte und sehr eigennützige Strategie alles andere als hilfreich war. Es regte sie noch mehr auf. Als ich schließlich die ungesunde Dynamik unserer Kommunikation erkannte, hielt ich inne und atmete tief durch. Es gab keinerlei Möglichkeit, ihre Situation wieder in Ordnung zu bringen und sie vor der unvermeidlichen Realität des Todes zu schützen. Sie lag im Sterben und hatte Angst. »Es tut mir leid«, sagte ich. »Was ich gesagt habe, war richtig dumm, nicht wahr? Es tut mir leid, wie du dich fühlst. Das muss beängstigend sein.« Sie hielt inne, nickte sachte und lehnte ihren Kopf an meine Schulter. Endlich hatte ich sie verstanden. Ich nahm ihre Hand, hielt sie sanft und ließ ihr meine Schulter als Stütze, während ich weiter zuhörte und ihr liebende Güte schickte, bis sie wieder zur Ruhe kam. Die Praxis der liebenden Güte werden wir weiter unten näher betrachten.

Es kann schwierig sein, uns vorzustellen und sogar darauf zu vertrauen, dass allein schon unsere Präsenz ausreicht. Wie viele von uns kennen nicht die selbstkritische Stimme im Kopf, die uns leise, aber stetig suggeriert, dass wir nicht genügen, nicht gut genug sind? Da es uns schwerfällt zu glauben, dass unsere Präsenz ausreicht, neigen wir zur Überkompensation. Wir verfallen in unnötigen Aktionismus. Wir üben Druck auf uns aus. Vergeblich versuchen wir, alles wieder irgendwie heil zu machen. Dieses Verhalten ist zudem ein Weg, um unser eigenes Unbehagen mit Leid und Schmerz nicht spüren zu müssen und zu verdrängen. Es ist normal, dass Gefühle und Gedanken von Ohnmacht und Sprachlosigkeit in solch schmerzlichen Situationen auftauchen. Was am meisten zählt, ist, einfach präsent, einfach da zu sein. Wir müssen uns nicht in etwas Besseres verwandeln, wie so viele Selbsthilfe-Bücher und Lifestyle-Gurus uns glauben machen wollen, indem sie unterstellen, dass es unserer Präsenz und dem, wie wir sind, grundsätzlich an etwas mangelt. *Wir sind gut genug*, und unsere warmherzige, fürsorgliche Präsenz ist alles, was wir brauchen.

Was hilft einem sterbenden Menschen am meisten? Mehr als alles, was wir sagen oder tun können, hilft, *wie wir sind.*

Das Wesentliche ist die mitmenschliche Liebe: für den Sterbenden in einer liebevollen und aufrichtigen Präsenz da zu sein. Da zu sein und zuzuhören ist oft alles, was es braucht. Das bedeutet nicht, dass es leicht ist. Aber die Fähigkeit, für jemanden da zu sein, der oder die leidet, trauert und Schmerz empfindet, ist das Schönste, was wir einander als Menschen geben können. Ein Zitat, das der Dichterin Maya Angelou zugeschrieben wird, beschreibt eindrücklich den Wert und den Segen des einfachen Daseins: »Ich habe die Erfahrung gemacht, dass Menschen vergessen, was du gesagt hast, dass sie vergessen, was du getan hast, aber sie werden nie vergessen, was für ein Gefühl du ihnen vermittelt hast.«

> »In den Augenblicken, in denen man sich als Arzt nicht vorstellen kann, was man sonst noch für jemanden tun kann, der sich hilflos und hoffnungslos fühlt – und keinen Sinn mehr im Leben sieht –, entdecke ich, dass Liebe die Antwort ist.«
>
> Dr. Ira Byock

Dame Cicely Saunders, eine der Pionierinnen der modernen Hospizbewegung, schilderte einmal sehr eindrücklich, wie notwendig echte Zuwendung ist. »Ich fragte einen Mann, der wusste, dass er im Sterben lag, was er von denen, die sich um ihn kümmerten, vor allem brauchte. Er sagte: ›Dass jemand zumindest den Versuch macht, mich zu verstehen.‹ In der Tat ist es unmöglich, eine andere Person vollständig zu verstehen, aber ich vergesse nie, dass er nicht verlangte, dass das jemandem gelingt, sondern nur, dass es jemandem wichtig genug war, es zumindest zu versuchen.«

Ihre Bereitschaft und Ihr Mut, da zu sein, zuzuhören und sich zu kümmern – auch wenn Sie nicht immer Antworten haben und die Situation nicht lösen können –, kann an sich schon eine enorm beruhigende und stärkende Wirkung auf den Geist und das Herz des Sterbenden haben. Alles, was er oder sie braucht, ist jemand, der präsent bleibt, egal was passiert, der authentisch ist und vor allem warmherzig. Sie müssen nicht perfekt sein. Alles, was Sie tun müssen, ist, Ihr Bestes zu versuchen.

Mut zur Fürsorge

Besonders kurz nach Erhalt der Diagnose haben Sterbende oft das Empfinden, ihnen wäre der Boden unter den Füßen weggezogen worden. Sie fühlen sich möglicherweise überfordert, ihre Erfahrung in Worte zu fassen. Bei unserem ersten Besuch mag es ihnen schwerfallen, sich zu öffnen; sie hegen vielleicht Misstrauen, was wir eigentlich von ihnen wollen oder erwarten. Auch wir spüren vermutlich die Bodenlosigkeit der Situation. Wir fühlen uns unsicher und beklommen und wissen nicht, was wir sagen oder tun sollen. So unangenehm, erschreckend oder schmerzhaft das Erleben solcher Bodenlosigkeit sein mag – es hat auch etwas Gutes. Es ist eine Einladung, offen zu bleiben, jede Agenda und jede Vorstellung, was zu geschehen habe, aufzugeben. »Die schlechte Nachricht ist, dass du dich im freien Fall befindest; nichts zum Festhalten, kein Fallschirm«, sagte der tibetische Meditationslehrer Chögyam Trungpa zu seinen Schülerinnen und Schülern. »Die gute Nachricht ist, es gibt keinen festen Boden.«

Ich weiß, das widerspricht aller Intuition, aber wenn das Gefühl der Bodenlosigkeit auftaucht, ist es das Wichtigste, sich zu entspannen. Seien Sie einfach Sie selbst, seien Sie natürlich und entspannen Sie sich. Es muss nichts Außergewöhnliches geschehen. Eine Herzensverbindung entsteht mithilfe unserer guten und ehrlichen Absichten in den alltäglichen Momenten des Lebens, auf einfache, gewöhnliche Weise – und das ist das Außergewöhnliche. Im zweiten Kapitel stelle ich einige Methoden vor, die Ihnen in Momenten der Orientierungslosigkeit helfen können, sich bewusster mit Ihren guten Absichten zu verbinden und mehr Vertrauen und Zuversicht zu entwickeln. Eine echte Begegnung ist erst dann möglich, wenn wir aufhören, zu gescheit sein zu wollen, und wenn wir unsere eigene Verletzlichkeit und Sterblichkeit berühren. Wenn wir das wagen, können wir etwas viel Tieferes in uns selbst entdecken, etwas, das jenseits all unserer Sorgen, Unsicherheit und Ängste liegt.

Paradoxerweise geht es bei der Fürsorge nicht darum, dass wir einem anderen Menschen etwas *geben*. Mit einer Haltung, dem oder der anderen etwas geben zu wollen, weil er oder sie schwächer ist als wir selbst, werden wir nie mit dem Menschen und seiner Ganzheit in Berührung kommen.

Man kann liebevolle, authentische Präsenz nicht *machen* oder *geben*. Wenn wir es versuchen, fühlt es sich unecht und sentimental an, wie eine leere Geste, ohne wahre Bedeutung und ohne Herz. Man kann nur eine liebevolle, authentische Präsenz *sein*. Es ist eine Art zu sein – ein Verständnis der tieferen inneren Dimension dessen, wer wir als Menschen sind, ein Erkennen der grundlegenden Offenheit, Klarheit und Liebe, die jedem von uns eigen ist.

Ob wir jemanden professionell, als Familienmitglied oder Freundin begleiten – es braucht immer einen gewissen Mut. Daran besteht kein Zweifel. Es braucht Mut, mit all unseren menschlichen Fehlern und Unvollkommenheiten, mit unseren Ängsten und eigenen Sorgen und manchmal auch mit unserem Gefühl tiefer Hilflosigkeit am Bett zu sitzen. Aber wenn jemand aus ganzem Herzen für uns da ist, gibt uns das Hoffnung; und wenn wir uns aus ganzem Herzen jemandem zuwenden, gibt uns das Kraft und Zuversicht. Das tibetische Wort für Mut bedeutet wörtlich übersetzt »Herzknochen«. Die Metapher verweist auf die Zuversicht und die große körperliche Stärke des Herzens, die wir brauchen, um für einen sterbenden Menschen da zu sein, vor allem aber auch im Umgang mit unseren eigenen Reaktionen und Gefühlen als Wegbegleiter.

Zuversicht ist nichts, das wir bereits perfektioniert haben müssen, bevor wir einen sterbenden Menschen begleiten können. Zuversicht ist etwas, *das durch unsere kontinuierliche Hinwendung wächst,* indem wir einfach da sind und nahe bleiben. Sterbebegleitung transformiert nicht nur das Erleben des sterbenden Menschen – auch wir werden verwandelt. Wir entdecken die in uns ruhende erstaunliche Fähigkeit zu Warmherzigkeit, zu Mitgefühl und Weisheit, von der wir vielleicht nie vermutet hätten, dass wir über sie verfügen, obwohl sie immer in uns war. Das nächste Kapitel gibt Ihnen Werkzeuge an die Hand, die Ihnen helfen werden, Ihren Mut und Ihre Herzenskraft zu stärken und mit größerer Klarheit und Bewusstheit an der Seite eines sterbenden Menschen zu sein.

2

Wie wir uns vorbereiten können

Als Angehörige bekommen wir nicht immer die Zeit, uns auf den Tod eines geliebten Menschen vorzubereiten. Menschen sterben plötzlich und unerwartet. In vielen Fällen jedoch kommt ein unerwarteter Tod nicht so überraschend, wie es vielleicht den Anschein haben mag. Es geht ihm eine lange Krankheit oder ein schleichender Alterungsprozess voraus. Die Illusion, der wir uns gerne hingeben, dass ja noch Zeit bleibt, erschwert es, Tod und Sterben direkt anzusprechen, und verhindert die notwendige Vorbereitung. In diesem Kapitel geht es um hilfreiche Methoden, uns innerlich wie auch ganz praktisch auf eine Sterbebegleitung vorzubereiten, ob akut oder in einer nicht so entfernten Zukunft. Für alle, die tagtäglich Sterbende in der Pflege, Betreuung und Behandlung begleiten, möchte ich in diesem Kapitel Anregungen und praktische Hilfestellungen geben, die Sie dann auch an pflegende Angehörige und Freunde weitergeben können.

»Ich glaube, das schaffe ich nicht!«

Vielleicht ging Ihnen dieser Gedanke als Erstes durch den Kopf, als Sie die traurige Nachricht erhielten vom nahenden Tod eines Menschen und vor dem darauf folgenden Kontakt mit ihm. Das ist normal. Meistens verlieren Gefühle und Gedanken ihre Macht über uns, sobald wir sie uns eingestehen und zulassen.

Sterbebegleitung erfordert einen achtsamen Umgang mit unserer Haltung. Es ist wichtig, einen so offenen und klaren Geist wie möglich zu haben, wenn wir Menschen, die auf ihr Sterben zugehen, begleiten. Was wir in die Situation mitbringen – unsere Gedanken und Gefühle –, kann einen erheblichen Einfluss haben, positiv oder negativ. Wenn Sie ängstlich sind, kann dies Teil der Erfahrung des anderen werden. Wenn Sie entspannt, warmherzig und offen sind, dann kann sich diese Atmosphäre von Zuversicht und Vertrauen auf natürliche und leichte Weise ebenso auf die andere übertragen. Daijaku Kinst, eine Freundin und zenbuddhistische Lehrerin, fasst es treffend zusammen: »Der erste Schritt in jeder Art von Begleitung ist, weniger ängstlich zu sein als die Person, der man dient.«

Zu wissen, dass unsere Angst nicht in die Begegnung mit einem sterbenden Menschen einfließen sollte, ist eine Sache, aber dies tatsächlich zu schaffen, ist eine ganz andere. Aber wir können lernen, mit Ängsten oder Unsicherheiten umzugehen, ohne dass sie uns lähmen oder unbewusst steuern. Glücklicherweise gibt es ein paar ganz konkrete Dinge, die wir hier und jetzt tun können, um bereit zu sein – praktische Dinge, die uns sowohl unterstützen, die notwendige Kraft und Sicherheit zu entwickeln, um uns der schmerzhaften Realität anzunähern, als auch die innere Stabilität geben, um für einen sterbenden Menschen präsent zu sein.

> Auch zu lieben, ist gut: denn Liebe ist schwer. Liebhaben von Mensch zu Mensch: das ist vielleicht das Schwerste, was uns aufgegeben ist, das Äußerste, die letzte Probe und Prüfung, die Arbeit, für die alle andere Arbeit nur Vorbereitung ist.
>
> Rainer Maria Rilke

Gedanken und Gefühlen Raum geben

Seien Sie freundlich mit den Gedanken und Gefühlen, die in Ihrem Geist auftauchen, geben Sie ihnen genügend Raum und urteilen Sie nicht über das, was in Ihnen vorgeht. Wenn Sie zum Beispiel gerade die schmerzliche Nachricht erhalten haben, dass eine nahestehende Person eine lebensbedrohliche Diagnose erhalten hat, können alle möglichen verstörenden Gedanken und Gefühle in Ihnen aufkommen. Das ist völlig natürlich und gehört zu dem Prozess, mit der neuen Realität zurechtzukommen. Gefühle von Trauer, Wut, Angst, Verwirrung oder Benommenheit können in Wellen kommen. Sie kommen oftmals, wenn man sie am wenigsten erwartet: wenn wir im Bus sitzen, im Gespräch mit einer Kollegin oder wenn wir die Straße entlanggehen. Wir können uns selbst Mut zusprechen, indem wir erkennen, dass dies eine universelle Erfahrung ist. Wir sind in unserem Erleben nicht allein, einzigartig oder getrennt von dem anderer Menschen – das Gedicht »Das Gasthaus« des Sufi-Mystikers Rumi veranschaulicht eindrücklich, wie Gefühle entstehen und auch wieder vergehen und wie wir ihnen ohne Urteile begegnen können.

Das Gasthaus

Das menschliche Dasein ist ein Gasthaus.
Jeden Morgen ein neuer Gast.

Freude, Depression und Niedertracht –
auch ein kurzer Moment von Gewahrsein
kommt unverhofft als Besucher.

Begrüße und bewirte sie alle!
Selbst wenn es eine Schar von Sorgen ist,
die gewaltsam dein Haus
seiner Möbel entledigt.
Selbst dann behandle jeden Gast ehrenvoll.
Vielleicht reinigt er dich ja
für neue Wonnen.

Dem dunklen Gedanken, der Scham, der Bosheit –
begegne ihnen lachend an der Tür
und lade sie zu dir ein.

Sei dankbar für jeden, der kommt,
denn alle sind zu deiner Führung geschickt worden
aus einer anderen Welt.

Kennt nicht fast jeder von uns diesen unruhigen Geist, der stetig neue Gäste hat und vor allem in stressvollen, belastenden Situationen aktiv ist. Wie ein Affe springt er von einem Ast zum anderen, von einem Gedanken zum nächsten. Nie ist er wirklich präsent, meist ist er abgelenkt und von Negativität, Sorgen, Nöten oder Gedanken an noch zu erledigende Dinge oder solchen, die schiefgehen könnten, erfüllt. Es ist hilfreich und beruhigend, die unzähligen aufkommenden Gedanken oder Emotionen einfach als Erfahrungen zu sehen, die durch unser Bewusstsein hindurchziehen. Das Wichtigste ist, uns nicht mit dem, was auch immer uns durch den Sinn gehen mag, zu identifizieren, da wir es dadurch nur verfestigen. Diese Gefühle, diese Gedanken sind nicht das, was wir sind: Sie kommen und gehen einfach. Wir sind nicht die Angst, die vielleicht hochkommt, oder die Ohnmacht, die wir unter Umständen spüren. Der erste und wichtigste Schritt, um diesen ruhe- und rastlosen Affengeist zu beruhigen, besteht darin, einfach nur wahrzunehmen, was in uns passiert und auftaucht, ohne uns darin zu verwickeln, ohne Gedanken und Empfindungen nachzulaufen oder sie als gut oder schlecht zu deuten. Dieser Affengeist ist nur ein Aspekt unseres Geistes, nicht dessen wahre Natur. Verborgen hinter dem stetigen Fluss von Dingen, die den affengleichen Geist beschäftigt halten, ist ein natürliches Gewahrsein. Dieses natürliche Gewahrsein ist die wahre Natur des Geistes, offen, weit, warm, klar und präsent. Diese Dimension des Geistes ist nichts Exotisches oder Esoterisches. Ihre Kraft scheint durch in den tieferen Augenblicken unseres Erlebens, in inspirierenden Momenten in der Natur oder wenn Musik uns beflügelt oder in der berührenden Verbundenheit, die wir erfahren können, wenn wir am Bett eines sterbenden Menschen sitzen. In diesen flüchtigen, doch nachhaltigen Augenblicken sind wir in Kontakt mit dem weiten und großzügigen Aspekt unseres Geistes und Seins. Wir können die Natur des Geistes mit dem Himmel vergleichen und die Gedanken und Gefühle mit den Wolken, die ihn durchziehen. Ich mag Pema Chödröns nüchterne und humorvolle Erinnerung: »Du bist der Himmel. Alles andere ist nur das Wetter.«

Je mehr wir lernen, in unserem natürlichen Gewahrsein und der Natur des Geistes zu ruhen, dem Himmel in uns, je mehr wird uns dies ein tiefes Gefühl von Stabilität, Ruhe und Gelassenheit geben. Wir sind dann mit der innersten Essenz oder dem tieferen Seins-Raum unseres Daseins in Verbindung – klar, mitfühlend und offen –, was wiederum eine heilsame Atmosphäre und einen Raum für andere schafft. Das erfordert Übung, aber es ist möglich.

> Still sitzend, den Körper ruhig, schweigend, den Geist in Frieden, lass deine Gedanken und Emotionen – was auch immer erscheint – kommen und gehen, ohne an irgendetwas festzuhalten.
>
> Jamyang Khyentse Chökyi Lodri

> Ohne ein Zentrum, ohne eine Begrenzung … ohne Innen, ohne Außen … so weit der Himmel sich erstreckt, so weit auch das Gewahrsein.
>
> Shabkar

Probieren Sie Folgendes aus, wann immer Sie sich von schwierigen Gedanken oder Gefühlen überwältigt oder sich überfordert fühlen, egal, ob Sie allein oder bei der sterbenden Person sind. Hierbei geht es darum, einfach präsent zu sein und wahrzunehmen, wie wir die Dinge erfahren. Wir üben, Gedanken, Gefühle und Sinneswahrnehmungen, alles Erlebte, absichtslos und zugleich achtsam zu betrachten und uns dadurch bewusster zu machen Wir können unseren Geist nicht zum Frieden zwingen, so sehr wir uns auch bemühen. Indem wir aber einfach wahrnehmen, indem wir Raum geben und uns unserer selbst bewusst sind, anstatt zu reagieren, wird es uns leichter fallen, mit schwierigen mentalen und emotionalen Zuständen umzugehen. Üben wir uns darin, neutral zu beobachten, was in unserem Kopf passiert. Diese Perspektive ermöglicht uns, zu erkennen, dass sich schwierige Gefühle oder Gedanken auch wieder auflösen und vergehen. Zumindest können wir auf diese Weise ihren Geräuschpegel senken, was uns hilft, in größerer Klarheit, echter Fürsorge und Freundlichkeit zu handeln.

Manchmal mag es uns leichter fallen, unsere innere Ruhe und Balance zu finden, wenn wir allein sind. Wenn Sie inmitten anderer Menschen merken, dass Ihnen alles zu viel wird und Sie Zeit für sich brauchen, seien Sie freundlich zu sich selbst. Zögern Sie nicht, sich für einen Moment zurückzuziehen. Machen Sie diese kurze Übung, bis Sie sich wieder gefestigter fühlen und bereit sind, sich erneut auf die Situation einzulassen.

Einen inneren Ort der Ruhe finden

Wenn Sie bemerken, dass in Ihnen eine Welle von Traurigkeit, Angst, Negativität oder Unruhe aufsteigt, so halten Sie für einen Moment inne. Setzen Sie sich hin und beobachten Sie einfach, was geschieht, wie ein neutraler Beobachter. Spüren und erden Sie sich in Ihrem Körper – nehmen Sie das Gefühl Ihrer Füße auf dem Boden wahr, die Luft auf Ihrer Haut – und bleiben Sie mit Ihrer Aufmerksamkeit beim natürlichen Fluss Ihres Atems. Ein und aus. Ein und aus. Und wieder – ein und aus. Wie Wellen steigen die Gefühle auf und sinken wieder. Versuchen Sie, Ihren Gedanken oder Gefühlen weder zu folgen noch sich in sie zu verstricken. Seien Sie einfach gewahr. Beobachten Sie achtsam Ihre Erfahrungen, ohne das, was passiert, als gut oder schlecht zu bewerten.

Wenn Ihre Gedanken und Gefühle besonders stark sind, stellen Sie sich vor, Sie wären der Ozean, der auf seine eigenen Wellen schaut. Ihr Gewahrsein ist so weit wie der Ozean. Es gibt die natürliche Bewegung der Wellen, und gleichzeitig herrscht unter den Wellen eine tiefe Stille. Oder stellen Sie sich vor, Sie wären der Himmel, der auf die sich ständig verändernden Wolken blickt. Stellen Sie sich vor, Sie wären so weit und offen wie der Himmel, und lassen Sie die wolkenähnlichen Gedanken kommen und gehen.

Wählen Sie das Bild, das Ihnen am ehesten entspricht, und bleiben Sie eine Weile dabei. Achten Sie darauf, welche Stimmung es in Ihrem Geist, Ihrem Körper und Ihrem Herzen hervorruft, und bleiben Sie aufmerksam, offen und gewahr. Versuchen Sie, in dieser Stimmung noch einige Augenblicke zu verweilen.

Unterstützung erhalten

Falls Sie ein Familienmitglied oder einen guten Freund, eine nahe Freundin begleiten, sollten Sie sicherstellen, dass Sie die notwendige professionelle Unterstützung erhalten. Wenden Sie sich dafür auch an die örtlichen Hospiz- und Palliativdienste. Sowohl in der Palliativ- als auch in der Hospizversorgung geht es nicht mehr darum, eine Krankheit zu heilen, sondern darum, Symptomen vorzubeugen und sie zu lindern, und damit die Lebensqualität und Würde des kranken Menschen so weit wie möglich zu erhalten. Neben der physischen Versorgung werden Schwerstkranke, Sterbende und ihnen Nahestehende durch diese Dienste auch emotional, sozial und spirituell begleitet. Diese Betreuung kann zu Hause, im Krankenhaus, Hospiz oder Pflegeheim erfolgen.

Es ist hilfreich, sich in einem direkten Gespräch mit Palliativ- oder Hospizdiensten über deren Angebote und Hilfeleistungen zu informieren. In Krankenhäusern gibt es Sozial- und Palliativberatungen, die Ihnen helfen können, die vorhandenen Möglichkeiten auszuloten. Wenn die Person, die Sie begleiten, zu Hause sterben möchte, können Sie einen Termin mit einem Hospizdienst für einen Hausbesuch vereinbaren.[1] Wenn sich Ihr geliebter Mensch unterstützt fühlt und weiß, dass auch Sie die Unterstützung erhalten, die Sie benötigen, wird das seine Lebensqualität wesentlich verbes-

1 Am Ende des Buches finden Sie Webseiten von Palliativ- und Hospizdiensten, die Ihnen dabei helfen können, den Wünschen des sterbenden Menschen bezüglich seines Lebensendes Rechnung zu tragen.

sern. Gleichermaßen wird es Ihnen den dringend benötigten Seelenfrieden geben.

Sich mit dem eigenen guten Herzen verbinden

Vor einem Besuch bei dem oder der Sterbenden verbinden Sie sich zuallererst mit Ihrer mitfühlenden Motivation, Ihrem guten Herzen, um sich zu inspirieren. Dies dauert nur wenige Sekunden, macht aber einen großen Unterschied. Unsere Absichten spiegeln sich in der Art und Weise wider, wie wir uns um die andere Person kümmern, wie wir verbal und nonverbal kommunizieren, wie wir sie berühren oder anschauen. Deshalb ist es wichtig, dass wir jeden Tag und vor jeder Begegnung aufs Neue unsere Absicht klären und unsere Motivation festigen.

Bevor Sie das Zimmer betreten, nehmen Sie sich einen Moment Zeit, um zu überprüfen, ob Sie mit heimlichen Hoffnungen und verborgenen Ängsten kommen – Erwartungen, Absichten oder Sorgen. Ohne achtsames Gewahrsein werden diese Hoffnungen und Ängste – wie subtil auch immer – schnell zu einem Hindernis für eine echte Verbindung mit dem sterbenden Menschen. Wenn wir unsere Motivation prüfen, können wir unter Umständen erkennen, dass wir nicht aus dem aufrichtigen Wunsch des Helfens, sondern aus bleierndem Pflichtgefühl kommen. Oder wir stellen vielleicht fest, dass wir unser automatisches Programm abspulen. Wir müssen vorsichtig sein, alles das, was wir da bei uns finden, nicht als Peitsche zu benutzen, mit der wir uns dann schuldbewusst geißeln. Alles sind wertvolle Entdeckungen, die uns helfen können, unser Leben und die Begegnungen mit anderen wacher, klarer und mitfühlender zu gestalten. Wenn Sie feststellen, dass Ihre Haltung nicht so offen oder positiv ist, wie Sie es sich erhoffen, können Sie diese Erkenntnis als Chance nutzen, um Ihre Haltung neu auszurichten und förderlicher, großzügiger und mitfühlender werden zu lassen. Ruhig und bewusst an der Absicht festhalten, unser Bestes tun zu wollen – schon das kann Wunder wirken. Wir müssen, um helfen zu können, nicht warten, bis wir da angekommen sind, wo wir gerne wären. Die Hauptsache ist, dass wir eine mitfühlende Haltung anstreben und motiviert sind, dranzubleiben.

> Alles hängt von deiner Absicht ab. Überprüfe daher immerfort deine Haltung und Motivation.
>
> Dilgo Khyentse Rinpoche

> Die wirkliche Betreuung eines kranken Menschen beginnt nicht mit kostspieligen Prozeduren, sondern mit dem einfachen Geschenk der Zuneigung und Liebe. In der Heilpraxis ist ein gutes Herz so wertvoll wie eine medizinische Ausbildung, weil es die Quelle des Glücks für sich selbst und andere ist. Die Menschen reagieren auf Freundlichkeit, auch wenn die Medizin unwirksam ist, und die Kultivierung eines freundlichen Herzens ist wiederum eine Ursache für unsere eigene gute Gesundheit.
>
> Der Dalai Lama

Wenn wir uns bewusst mit unserer mitfühlenden Motivation verbinden, verbinden wir uns mit unserer größten inneren Ressource: unserem grundlegenden Gutsein. Dies gibt uns Mut und natürliche Zuversicht, um Sterbenden ehrlich, verbunden und ohne Furcht zu begegnen. Unsere Präsenz und mitmenschliche Liebe haben dann die Kraft echten Zuspruchs und Trosts, und sie wirken beruhigend. Wenn wir diese Qualitäten durchscheinen lassen, schaffen wir damit ein schützendes Umfeld, in dem sich der sterbende Mensch entspannen und zur Ruhe kommen kann. Durch unsere Kraft und Ruhe, unsere warmherzige Aufmerksamkeit kann auch die innere Stärke des anderen lebendig werden. Die folgende Übung wird Ihnen helfen, mit Ihrer Absicht vertrauter zu werden.

Eine mitfühlende Motivation entwickeln

Halten Sie vor einem Besuch bei einem sterbenden Menschen erst einmal einen Moment inne und werden Sie Ihrer Absichten gewahr. Haben Sie versteckte Hoffnungen und Ängste? Gibt es Erwartungen, Absichten oder Sorgen, die Ihnen in die Quere kommen könnten? Erkennen Sie diese einfach und lassen Sie sie gehen, ohne sich selbst zu verurteilen. Nehmen Sie sich dann einen Moment Zeit, um sich mit Ihrer mitfühlenden Motivation, Ihrem guten Herzen zu verbinden und formulieren Sie bewusst Ihre Motivation für das, was Sie jetzt tun wollen. Sie können einen Satz verwenden wie: *Möge das, was ich tue oder sage, von Nutzen sein und helfen, das Leiden zu lindern.*

Wann immer Sie sich zu sorgen beginnen, was Sie tun oder sagen sollen, wenden Sie Ihre Aufmerksamkeit weg von der Frage »Was kann ich tun?« hin zu der Frage »Was braucht der andere Mensch?« Dieser innere Perspektivwechsel von »mir« zu »dir«, von Ihren Bedürfnissen zu denen der anderen Person, wird Sie wieder zu Ihrer mitfühlenden Motivation zurückbringen.

Sich mit unserer Fähigkeit zur Fürsorge verbinden

Vielleicht klingt die Vorstellung, sich mit dem eigenen guten Herzen, mit der Fähigkeit zur Fürsorge, dem grundlegenden Gutsein in uns verbunden zu fühlen, zu abstrakt, unerreichbar oder sogar sentimental. Wie auch immer wir es nennen wollen: Eine mitfühlende Motivation aufrechtzuhalten ist eine Herausforderung, und die Verbindung bricht wahrscheinlich immer wieder einmal ab. Wir werden auf Widerstände oder Zweifel stoßen, die es erschweren, unsere Fähigkeit und Kapazität, liebevoll und mitfühlend zu sein, zu erkennen und zu schätzen. Auch wenn es sich anfangs für Sie vielleicht seltsam oder künstlich anfühlt, sich absichtsvoll mit der eigenen mitfühlenden Motivation zu verbinden – Ihrem guten Herzen –, versuchen Sie es trotzdem. Es ist nur ein Gedanke, das ist wahr, aber dieser Gedanke hat die Kraft, unsere Einstellung zu ändern; und durch die Änderung unserer Einstellung wird sich auch die Art und Weise, wie wir eine Situation oder andere Menschen wahrnehmen, ändern.

> Mitgefühl bedeutet, die eigene Selbstidentität loszulassen, aufzuhören, sich ständig beweisen zu müssen. Mitgefühl bedeutet, dass man es hält wie der Wind, die Sonne oder die

Luft. Nehmen wir als Beispiel, wie die Luft die Form des Raums annimmt. Die Luft sagt nicht: »Ich werde dir diesen Atemraum geben, vorausgesetzt, du atmest so, wie ich es will« Uns allen kommt zugute, dass wir in der Luft atmen können. So ist es auch bei der Sonne: Die Sonne hört nicht auf zu scheinen, wenn es Wolken am Himmel gibt.

Auf die gleiche Weise bedeutet Selbstlosigkeit frei von Anhaftung oder mit Weisheit verbundenes Mitgefühl darüber hinauszugehen, dass alles so laufen muss, wie man selbst es gern hätte. Wenn du damit aufhören kannst, dich zur wichtigsten Person der Welt zu machen, wirst du mehr Kapazität und Raum haben, um für andere da zu sein. Du wirst mehr Raum, Zeit und Energie in dir selbst finden.

Khandro Rinpoche

Ehrlich gesagt wird es immer wieder Augenblicke geben, in denen wir an uns, unserer Motivation, unseren Fähigkeiten zweifeln. In jeder Begleitung gibt es Momente, in denen wir den Grad und die Tiefe unserer Fürsorge hinterfragen und es sich für uns nicht so anfühlt, als würden wir uns tatsächlich kümmern. Doch unsere Bereitschaft, bei einem sterbenden Menschen präsent zu sein und auch zu bleiben, besonders in schweren Stunden, beweist, dass wir es tun. In Zeiten, in denen ich mich hartherzig, verschlossen, verärgert, zynisch, selbstkritisch oder entmutigt fühle, hat mir die folgende Übung stets geholfen, diese Art verhärteter Haltungen aufzuweichen und wieder zu einem Gefühl der Fürsorge zurückzufinden.

Mit dem eigenen Gutsein in Berührung kommen

Erinnern Sie sich an eine Situation, in der Ihr Herz für einen Mitmenschen offen war, der zu kämpfen und eine schwere Zeit hatte. Einen Moment, in dem Sie ganz präsent und für ihn da waren. Diese Erinnerung muss nichts Heldenhaftes oder Großartiges umfassen. Es kann eine kleine Geste menschlicher Freundlichkeit oder Zuwendung gewesen sein, Verständnis oder ein Gefühl der Wärme, die man jemandem entgegengebracht hat, der es brauchte. Rufen Sie sich eine solche Situation ins Gedächtnis und erinnern Sie sich auch daran, wie Sie sich damals gefühlt haben. Erlauben Sie diesen Gefühlen von Wärme, Großzügigkeit und Verbundenheit, jede Hartherzigkeit in Ihnen langsam aufzuweichen und aufzulösen, und bleiben Sie noch eine Weile still bei dieser Erinnerung. Lassen Sie die positiven Gefühle zu. Egal, wer wir sind, uns allen wohnt die Fähigkeit inne, einander zu lieben und füreinander da zu sein.

»Genauso wie ich«

Ich arbeitete viele Jahre an der Laguna Honda, einer der letzten Pflegeeinrichtungen in San Francisco mit offenen Krankensälen, wie sie vor über hundert Jahren üblich waren. Auf der Hospizstation erlebte ich zum ersten Mal sehr eindrücklich, wie sehr wir uns doch in unserem Menschsein im Wesen alle gleichen, wenn wir mit Altern, Krankheit und Tod konfrontiert werden.

Die Hospizstation bestand aus einem großen Saal mit 28 Betten: Männer auf der einen Seite, Frauen auf der anderen, jede Person von den anderen nur durch einen dünnen Vorhang getrennt. Die Patientinnen und Patienten kamen aus den unterschiedlichsten sozialen Schichten und hatten verschiedene kulturelle, ethnische und religiöse Hintergründe.

Das Leiden der ganzen Welt schien von den vier Wänden dieses Saales umschlossen zu sein. Mein Herz schmerzte. Doch trotz allen Schmerzes und aller Betroffenheit war da auch ein starkes Gefühl, dass wir alle verbunden sind, dass niemand in seinem Leiden allein ist. Patienten, die aufstehen und noch gehen konnten, saßen am Bett derer, die wohl noch vor ihnen aus dieser Welt gehen würden. Jede Trennung zwischen mir und anderen war verschwunden. Der oder die andere war einfach jemand wie ich und erlebte die unvermeidliche Zukunft, die wir alle teilen. Hier, an diesem Ort, in der Gemeinschaft der Sterbenden, lernte ich, was das Menschsein ausmacht, und ich begriff etwas sehr Tiefes über die leidvolle Natur und zugleich die berührende Schönheit unserer menschlichen Zerbrechlichkeit.

Der Dichter Rainer Maria Rilke hat unsere tiefsten Ängste als einen Drachen beschrieben, der unseren tiefsten Schatz bewacht. Mit Sterbenden zu sein fordert uns ständig heraus, uns selbst, unser Herz und unseren Geist zu erforschen und Zeugnis abzulegen – sowie offen, bewusst und präsent zu sein.

In unserer Auseinandersetzung mit Veränderung und Tod arbeiten wir zwangsläufig mit unseren eigenen Geisteszuständen, genau wie die sterbende Person. Vielleicht fühlen Sie sich verletzlich, den Tränen nahe, entmutigt, entblößt, gelähmt oder einfach unwohl. Der sterbenden Person geht es vielleicht genauso.

»Ich denke, es ist verlockend, sich von einem Patienten zu distanzieren und ihn zu einer Ansammlung von Symptomen und Diagnosen zu machen«, sagte einer der Ärzte in einem Workshop, den ich in einem Krankenhaus leitete. »Aber das ist nicht das, wofür wir da sind, denn der Patient sucht Heilung, nicht nur Behandlung.«

> Ich habe Angst, dass du vergessen wirst, wer ich bin.
>
> Auch wenn ich dem Tod gegenüberstehe, lebe ich immer noch. Ich möchte, dass die Menschen mich normal behandeln und in ihr Leben einbeziehen.
>
> Ich möchte, dass Sie mich als ganzen Menschen sehen, nicht als Krankheit, als Tragödie oder als zerbrechliches Stück Glas. Schauen Sie mich nicht bedauernd an, sondern mit all Ihrer Liebe und Ihrem Mitgefühl.
>
> Stimmen von sterbenden Menschen

In den Monaten vor ihrem Tod unterzog sich meine Mutter in einem großen Lehrkrankenhaus einer Chemotherapie. Eines Morgens, als ich sie besuchte, weinte sie leise. Auf meine Frage, was los sei, sagte sie: »Sie sehen mich nicht. Sie sehen mich einfach nicht.« Pflegepersonal, Ärzte und Ärztinnen waren den ganzen Morgen über ein und aus gegangen, hatten jedoch meist jeden Augenkontakt vermieden und waren ihren täglichen Pflichten nachgekommen. Sie untersuchten sie, hoben ihren Körper geschickt, zielorientiert und effizient an und legten ihn dann wieder ab. Trotz all ihrer medizinischen Expertise kam in ihrem Verhalten ein unausgesprochenes, aber dennoch spürbares Unbehagen darüber zum Ausdruck, im Kontakt mit einem schwerstkranken Menschen zu sein. Sie bewegten den Körper meiner Mutter, ohne sie wirklich zu berühren. Sie sahen meine Mutter an, ohne sie wirklich zu sehen. Meine Mutter war nicht mehr ein Mitmensch, sondern eine Patientin. Nicht nur das – sie war eine unheilbar kranke Patientin.

Menschen mit einer unheilbaren Krankheit können tiefe Isolation und Einsamkeit erfahren. Wie meine Mutter haben sie das Gefühl, für die Welt unsichtbar geworden zu sein. Ein junger Mann, den ich begleitete, erwähnte, dass er durch seine Diagnose, durch die Etiketten »unheilbar« und »im Endstadium«, eine verborgene Schwelle überschritten zu haben schien, die das Reich der Lebenden von dem der Sterbenden trennt. Plötzlich begannen fast alle, die er kannte – Verwandte, Freundinnen, Bekannte, Nachbarinnen und Kollegen, einschließlich des Pflegeteams –, sich anders zu verhalten und anders zu sprechen. »Sie schleichen jetzt um mich herum und sprechen *über* mich, aber nicht *mit* mir, mit gedämpften Stimmen und ernsthaftem Gebaren«, sagte er. »Aber ich bin doch immer noch hier.«

In der Begleitung eines Schwerstkranken oder einer Sterbenden ist es grundlegend, uns daran zu erinnern, dass er oder sie eine Person ist, ein Mitmensch – keine »spezielle Kategorie« oder ein »Projekt«. Ihr Lebensentwurf hat sich geändert, aber der Mensch ist immer noch derselbe. Wenn wir eine Minute innehalten können, um den Menschen und nicht die Krankheit zu sehen, wenn wir versuchen, seine wahre Natur zu erkennen, jenseits der Anzeichen und Symptome von Krankheit oder nahendem Tod, wird dies eine tiefgreifende Wirkung haben. Der oder die Sterbende wird sich als lebendiges und geliebtes Wesen bis zum Ende erleben.

Christine Longaker, eine für mich wichtige Mentorin und Freundin, eine Pionierin mit über vierzig Jahren Erfahrung auf dem Gebiet der Begleitung Sterbender ist, hat vier wesentliche innere oder spirituelle Bedürfnisse identifiziert, die wir alle teilen und die für jemanden, der im Sterben liegt, besonders wichtig werden. In ihrem Buch *Dem Tod begegnen und Hoffnung finden* nennt sie diese die »vier Aufgaben des Lebens und Sterbens«:

- Leid verstehen und verwandeln
- eine echte Verbindung herstellen
- sich spirituell auf den Tod vorbereiten
- einen Sinn im Leben finden

Jeder Mensch ist einzigartig. In unseren Grundbedürfnissen sind wir jedoch gar nicht so verschieden. Möchte sich nicht jeder geliebt und umsorgt fühlen und wissen, dass sein Leben einen Sinn hat? Will sich nicht jeder Mensch verbunden fühlen mit denen, die um ihn sind, und vielleicht auch mit etwas, das größer ist, als er selbst?

Einen todkranken Angehörigen oder Patienten einfach als »jemand genauso wie ich« zu betrachten – als ein menschliches Wesen mit den gleichen Hoffnungen und Ängsten – wird unser Herz weicher machen und damit offener. Gefühle der Nähe und Wärme werden wach und Gefühle der Angst, Unsicherheit und Trennung lösen sich langsam auf. Mein Gegenüber ist ein Mensch, genauso wie ich – rufen Sie sich dieses Bild in Ihrer Vorbereitung und auch am Bett selbst immer wieder in Erinnerung. Sich in einer anderen Person zu sehen bedeutet nicht, unsere eigene Situation auf jemand anderen zu projizieren. In der Annahme unserer gemeinsamen Menschlichkeit müssen wir gleichzeitig sensibel bleiben für Generationsunterschiede, für den ethnischen, kulturellen oder sozio-ökonomischen Hintergrund des anderen Menschen, für sein Geschlecht, seine sexuelle Orientierung, seine Überzeugungen, seinen Glauben und so weiter. Es geht nicht um Gleichmacherei oder darum, Unterschiede zu übertünchen. Sich mit einer anderen Person als »jemand wie ich« zu verbinden stärkt unsere Bewusstheit und unser Einfühlungsvermögen für Diversität und unterschiedliche Sichtweisen und wirkt unseren egozentrischen, ichbezogenen Einstellungen entgegen. In meinen Seminaren und bei Vorträgen berichten mir professionelle Betreuerinnen und Betreuer oft, wie wirkungsvoll die folgende einfache Übung für sie ist. Sie ist eine gute Erinnerung daran, das, was wir tun, nicht zur Routine werden zu lassen und den leidenden Menschen zu einem weiteren Fall oder einer weiteren Nummer zu machen. Falls Sie sich von der Person, die Sie betreuen, getrennt, abgelehnt oder entfremdet fühlen, lade ich Sie ein, die folgende Übung auszuprobieren.

Genauso wie ich

Sehen Sie die sterbende Person nicht in ihrer gewohnten Rolle als Vater oder Mutter, Patient oder Klientin, sondern als jemand, der sich gar nicht so sehr von Ihnen unterscheidet.

Bedenken Sie diese Aussagen:

»Genauso wie ich versucht dieser Mensch, Leiden zu vermeiden.«

»Genauso wie ich will dieser Mensch glücklich sein.«

»Genauso wie ich hat auch dieser Mensch Ängste.«

»Genauso wie ich hat dieser Mensch Hoffnungen, Träume und Wünsche, gute Erinnerungen, Stärken und Fertigkeiten, Dinge, die ihm wichtig sind und die er genießt.«

In die Schuhe einer anderen Person schlüpfen

Ein weiterer Schritt ist, sich in die Lage des anderen Menschen hineinzuversetzen, also in seine Schuhe zu schlüpfen.

Machen Sie diese Übung, wenn Sie befürchten, das Verhalten oder die Bedürfnisse eines sterbenden Menschen nicht verstehen zu können, und Sie unsicher sind, wie Sie sich verhalten sollen. Versuchen Sie, Ihr Gegenüber als »jemand genauso wie ich« zu sehen, und dann, als einen weiteren Schritt, in dessen Schuhe zu schlüpfen. Wir verstehen andere Menschen nie wirklich, bis wir die Dinge von ihrem Standpunkt aus sehen – bis wir ihre Schuhe anziehen und wenigstens ein paar Schritte in diesen gehen.

Die folgende Reflexion kann sehr hilfreich sein, wenn Sie sich bei der Betreuung eines Menschen blockiert fühlen, insbesondere bei einem Familienmitglied oder einer Freundin, mit der Sie eine problematische Geschichte haben. Sie unterstützt Sie auch in der Begleitung von Patienten, die beispielsweise aufgrund fortschreitender Krankheit nicht mehr kommunizieren können. Sie hilft, sich in den anderen Menschen einzufühlen und zu entdecken, wie er seine Welt wahrnimmt. Natürlich ist das nur zu einem gewissen Grad möglich. Wir können nie jemanden vollständig kennen. Empathie und mitmenschliche Liebe dehnen jedoch unsere eigene Komfortzone weiter aus und bilden Brücken hin zum anderen.

In den Schuhen der anderen Person

Stellen Sie sich vor, Sie stehen im Leben dieser Person und teilen ihr Erleben mit einer unheilbaren Erkrankung, Demenz, Depression, Verlust, Trauer oder Isolation.

Stellen Sie sich vor, Sie teilen die ganze Lebensgeschichte dieser Person. Diese schließt alles Positive und alle guten Erinnerungen ein, aber auch schwierige Erfahrungen und Sorgen über die Zukunft. Dazu können Sorgen über die fortschreitende Krankheit, zunehmende Abhängigkeit, Kontrollverlust oder wirtschaftliche Sorgen, Ängste vor körperlichen Schmerzen und vor dem Sterben sowie spirituelle Nöte gehören.

Versuchen Sie, die Welt durch die Augen dieser Person zu sehen, und fragen Sie sich:

Was würde ich mir am meisten von dem Menschen wünschen, der mich begleitet?
Was würde ich von ihm am meisten brauchen?
Mit welcher Haltung möchte ich, dass der andere mir begegnet?

Diese Fragen können den Weg freimachen für neue Möglichkeiten, eine Verbindung zum anderen herzustellen. Sie zeigen uns, wie wir uns einer anderen Person annähern oder uns für jemanden öffnen können, mit dem es besonders schwierig erscheint oder bei dem wir unsicher oder ratlos sind, was seine oder ihre wahren Bedürfnisse sind.

Ich hoffe sehr, dass diese Übung und alle anderen Methoden, die ich in diesem Kapitel vorgestellt habe, Ihnen Mut geben, den letzten Weg mit einem Menschen zu gehen.

3

Am Bett präsent

Charles, ein Mann in den Siebzigern, war einer meiner ersten Hospizpatienten. Ich hatte den Nachmittag über bei ihm gesessen und ging am Ende meiner Arbeitszeit nochmals zu ihm. Es war ein später Sommertag, und ich erinnere mich noch daran, wie die rötlichen Schatten der untergehenden Sonne das Zimmer ausfüllten und seine dunkle Haut berührten. Seine Augen waren geschlossen, und er sprach leise und machte immer wieder lange Pausen, um Luft zu kriegen. Ich saß still an seiner Seite und hörte zu. Ich kenne diesen alten Mann nicht, dachte ich. Ich hatte ihn lediglich ein paar Mal zuvor gesehen. Wir waren zwei Fremde, die in diesem vergänglichen Augenblick beieinander waren. Ich nahm seinen gebrechlichen Körper wahr und fühlte mich traurig, aber auch voller Zärtlichkeit.

Als ich versuchte, meine Hand sanft aus seiner zu lösen und mich auf meinem Stuhl in den Schatten des Raumes zurückzulehnen, um mein Gesicht und meine Gefühle zu verbergen, wandte er sich mir plötzlich zu und öffnete die Augen. Es fühlte sich an, als wäre ich geradewegs in ein loderndes Feuer gelaufen. *Nicht weglaufen. Lauf einfach nicht weg. Bleib*, sagte eine innere Stimme. Wortlos zog er meine Hand auf seine Brust und hielt sie dort sanft fest. Ich konnte die Knochen unter seiner Haut spüren, seinen Herzschlag. In diesem Moment wurde mir klar: *Das ist es, was es bedeutet, präsent zu sein. Nicht weglaufen, sondern bleiben, auch im heftigsten Feuer.* Ich bewegte mich etwas nach vorne, weg aus dem Schatten, damit er mein Gesicht sehen konnte. Mein Herz brannte, aber in dessen Mitte war es unerwartet still. »Ich bin traurig. Ich bin hier«, sagte ich zu ihm. Er drückte sanft meine Hand und antwortete: »Gut. Gut.« Mit seiner kleinen Geste, meine Hand auf seine Brust zu legen, und seinen freundlichen, kurzen bestätigenden Worten – durch seine Präsenz also – lehrte mich Charles, wie ich für andere präsent sein kann. Er zeigte mir, dass es in Ordnung ist, sich verletzlich zu fühlen und trotzdem da zu sein. Er brachte mir bei, wie man bleibt, wenn man versucht ist, wegzulaufen, wie man offen bleibt, auch wenn man traurig oder ängstlich ist.

Leben und Sterben geschehen im gegenwärtigen Moment. An einem Sterbebett zu sitzen ist eine ständige Erinnerung daran, im Moment zu bleiben, sich zu entschleunigen und zu sein.

Sterbende Menschen verlieren ihre ganze Welt und können kränker sein, als sie es je in ihrem Leben waren. Sie sind vielleicht nicht mehr in der Lage, klar zu denken, alltägliche Aufgaben zu erledigen, und sie können sich vielleicht nicht mehr selbst um ihre physischen Bedürfnisse kümmern. Ihre Kontakte zur Außenwelt reduzieren sich mehr und mehr, und sie erleben das Leben auf einer extrem langsamen Fahrspur. Auf ihr Bett beschränkt, haben sie nicht mehr die Kontrolle über ihr eigenes Leben, so wie sie es gewohnt waren. Was für sie jetzt zählt, sind Kleinigkeiten. Die sogenannten Kleinigkeiten, die wir oft nicht beachten, weil wir auf der Überholspur unterwegs sind und immer schon planen, was als Nächstes kommt.

Denken Sie daran, langsamer zu werden

Wenn wir lernen, uns zu entschleunigen, und langsamer werden, können wir uns besser auf die Bedürfnisse sterbender Menschen einstimmen. Wir fühlen uns auch mehr mit uns selbst verbunden. Haben wir nicht immer wieder das Gefühl, dass wir uns gegenseitig – und auch uns selbst – verpassen, weil wir durch unser Leben in einem zu hohen Tempo reisen?

Ein freundlicher Blick, eine sanfte Berührung, das Nachmittagslicht, das den Raum erfüllt, das Geräusch der Müllabfuhr auf der Straße, das Lachen der Kinder, die draußen spielen – das sind Dinge, die immer mehr an Bedeutung gewinnen. Während die physische Welt sterbender Menschen immer kleiner wird, kann ihre innere Welt sich vertiefen, öffnen und ungemein reich werden. Das mag überraschend klingen, aber das Sterben ist eine Chance zum Wachstum – eine Chance, nach innen zu wachsen.

Für ein sterbendes Familienmitglied, eine Freundin oder einen Patienten wird sich unsere innere Rastlosigkeit oder Schnelligkeit wie Ungeduld oder, noch schlimmer, Ablehnung und Aggression anfühlen. Wenn wir langsamer werden, wechseln wir vom Tun zum menschlichen Da-Sein. Das kann sehr entspannend und wertvoll sein, nicht nur für den sterbenden Menschen, sondern auch für uns. Es gibt so viele kostbare und zarte Momente in unserem Leben, die wir verpassen, nur weil wir immerfort in Eile sind.

Wie können wir uns also entschleunigen, genau hier und jetzt?

Achtsamkeit des Körpers

Sie können diese Übung jederzeit ausprobieren, wenn Sie das Gefühl haben, es sei gut, innezuhalten, sich zu entschleunigen, präsent zu werden. Sie können das für einige Augenblicke tun oder auch länger, um die Erfahrung zu vertiefen.

Finden Sie zunächst eine bequeme Position auf einem Stuhl oder Meditationskissen. Sitzen Sie aufrecht und entspannt. Richten Sie Ihre Wirbelsäule auf und balancieren Sie Ihren Kopf gerade. Sie können diese Übung auch gerne im Liegen durchführen. Sie können Ihre Augen geschlossen halten, aber achten Sie darauf, während der Übung wachzubleiben.

Nehmen Sie Ihren Körper wahr und schenken Sie ihm Ihre ganze liebevolle Aufmerksamkeit im Hier und Jetzt. Nehmen Sie alles wahr und erlauben Sie allen Wahrnehmungen, Gefühlen und Gedanken da zu sein.

Bringen Sie Ihr Gewahrsein zuerst zu Ihrem Gesicht.

Achten Sie auf Ihren Atem und spüren Sie den natürlichen Atemfluss.

Richten Sie Ihr achtsames Gewahrsein auf Ihren Hals und dann auf die Schultern, die Arme, die Brust und den Bauch.

Spüren Sie das Gewicht Ihres Körpers auf dem Stuhl oder Kissen, und richten Sie Ihre Achtsamkeit dann auf Beine und Füße.

Spüren Sie Ihren ganzen Körper. Nehmen Sie Ihren Körper wahr, innen und außen.

Nehmen Sie einfach wahr und seien Sie aufmerksam, ohne etwas zu beurteilen.

Diese achtsame Körperwahrnehmung wird Ihnen helfen, sich zu entschleunigen. Ihr Nervensystem wird sich beruhigen, sodass Sie mehr in Einklang mit sich selbst kommen und sich präsenter für die Person fühlen, um die Sie sich kümmern.

Heute werde ich atmen
wie der Baum vor dem Fenster,
egal, was geschieht.

Werde den Vögeln Zuflucht bieten,
auch jenen, die erst halbwegs flügge sind,
solche, die noch nach ihrer Stimme suchen,
und Käuzen aller Art.

Andrea Maria Keller

Präsent sein

Präsent sein ist eine wesentliche Kunst in der Betreuung sterbender Menschen und eine Fähigkeit, die wir erlernen können und müssen.

Hier kommt die Meditationspraxis ins Spiel. Das Geheimnis der Meditation ist sehr einfach – präsent sein. In der Meditation lernen wir, unbequeme Gefühle wie innere Unruhe, Selbstkritik, geistige Zerstreutheit oder Unaufmerksamkeit zu beruhigen und bei dem zu bleiben, *was in diesem Moment geschieht*. Wir lernen zu sein. Einfach zu sein. Und indem wir einfach präsent sind und weniger geschäftig, können wir feststellen, dass wir auf diese Weise oft mehr erreichen.

Achtsamkeit, Gewahrsein und innere Weite – drei Schlüsselqualitäten, die wir in Meditationsübungen kultivieren – sind für eine gute Betreuung und Begleitung unerlässlich. Achtsamkeit hilft uns, konzentriert und unabgelenkt bei etwas zu bleiben, ohne uns aber darauf zu fixieren. Gewahrsein ermöglicht es uns, das Gesamtbild im Auge zu behalten, ohne die Details aus den Augen zu verlieren. Wir werden uns unserer eigenen Gefühle bewusst, was uns dabei hilft, sie nicht nach außen zu projizieren. Die dritte Schlüsselqualität der Meditation – innere Weite – verleiht uns mehr Stabilität, und wir fühlen uns in gutem Sinne geerdet, was uns weniger hektisch, dafür offener und freundlicher macht.

Manchmal mag uns der Gedanke quälen, nicht gut genug zu sein, wodurch es für uns eine noch größere Herausforderung wird, für andere Menschen präsent zu sein. Wir fürchten unsere Verletzlichkeit und stellen extrem hohe Ansprüche an uns selbst. In einem Workshop, den ich vor einigen Jahren für junge Ärztinnen und Ärzte in einem großen Krankenhaus hielt, erzählten einige von ihnen, welch inneren Druck sie spüren und wie belastend es sei, wenn sie ihre eigenen Emotionen zu verbergen suchen, während sie sich um einen sterbenden Patienten kümmern. »Es ist oft einfacher, Mitgefühl und Zuhören vorzutäuschen, als wirklich da zu sein.« Ein anderer fügte hinzu: »Ich denke immer darüber nach, was ich als Nächstes tun muss, also bin ich nie wirklich vollständig da.« Nach einer langen Pause wagte eine junge Ärztin zu sagen: »Es ist schwer, *einfach zu sein*, wenn man nicht weiß, was man *sagen* soll.« Als etliche der Anwesenden nickten, fuhr sie fort: »Es fällt mir schwer, mir zu vergeben und mich so zu akzeptieren, wie ich bin. Es ist im medizinischen Bereich so normal, sich nie als die zu akzeptieren, die man ist, und immer zu versuchen, ›noch besser zu sein‹.« Dieser Workshop gab den jungen Ärztinnen und Ärzten den Raum, ihre Bewältigungsstrategien zu erkennen und aus erster Hand zu erfahren, wie Meditations- und Achtsamkeitspraxis sie bei ihrer Betreuung von Patienten und in ihrer Präsenz zu unterstützen vermag.

Meditation ermutigt uns, uns mit uns selbst anzufreunden und sanfter zu werden. Es geht nicht darum, etwas Neues zu erwerben, was wir vorher nicht hatten, sondern darum, mit dem, was schon immer in uns war und zu dem wir vielleicht den Kontakt verloren haben, in Berührung zu kommen – mit unserer Fähigkeit, präsent, offen und wach zu sein.

Wenn wir uns mit uns selbst wohlfühlen, wenn wir zufrieden sind und in unserer fürsorglichen und authentischen Präsenz ruhen, werden die Menschen um uns herum das spüren. Es stärkt auf natürliche Weise unser Selbstvertrauen und unsere Fähigkeit, den Erfahrungen anderer Raum zu lassen.

Angela arbeitet als Kinderärztin in der Palliativmedizin und nahm an unserem Kurs zur kontemplativen Sterbebegleitung, »Authentische Präsenz«, teil. »Ich war erstaunt, als ich erkannte, dass Präsenz eigentlich eine Fähigkeit ist, die ich lernen und üben kann«, teilte sie ihrer Gruppe mit. »Meine Meditationspraxis hat mir geholfen, mich auf sanfte Weise mit mir anzufreunden und meine Gefühle anzunehmen. Ich habe gelernt, auch in extrem schmerzhaften Situationen da zu sein, weil ich mehr mit mir selbst in Kontakt bin. Glaubt mir, diese Situationen sind nicht einfacher geworden, ich kann aber besser mit ihnen umgehen.«

> Ein Meister verglich einmal das Glück mit einem Schmetterling. »Jag ihm nach, und er entwischt dir. Setz dich hin, und er lässt sich auf deiner Schulter nieder.« Daraufhin fragte ihn einer seiner Schüler: »Was soll ich also tun, um das Glück zu erlangen?«. Der Meister lächelte sanft und antwortete ihm: »Du könntest versuchen, dich ganz ruhig hinzusetzen – falls du das wagst!«

Eine einfache Meditationsmethode ist es, den natürlichen Atemfluss zu beobachten und sich auf diese Weise immer wieder zurück in den gegenwärtigen Moment führen zu lassen. Einfach beim Atem sein kann sehr heilend sein. Es ist auch eine wunderbare Sache, die wir am Bett einer sterbenden Person oder in Gegenwart eines trauernden Familienmitglieds tun können. Einfach bewusst ruhig atmen. Das Atmen ist verbunden mit dem Aspekt unseres Geistes, der ständig in Bewegung ist. Wenn wir unseren Atem sanft beobachten, beruhigen und befrieden wir damit unseren Geist. So wie wenn das Auto anhält, auch der Fahrer anhält. Der Geist beruhigt sich. Unsere Hoffnungen, Ängste und Unsicherheiten lösen sich auf. Es gibt nichts zu regeln, nichts zu beweisen. Die Dinge sind in Ordnung in diesem Moment, so wie sie sind.

Folgende einfache Übung können Sie jederzeit und überall durchführen, wann immer Sie sich zerstreut, unruhig oder abgelenkt fühlen. Versuchen Sie in dieser Meditation, Ihre Augen offen zu halten. Das hilft besonders dann, wenn Sie sich schläfrig fühlen. Aber ein weitaus wichtigerer Grund für die geöffneten Augen ist, dass es uns trainiert, in unserer Mitte zu bleiben und gleichzeitig offen für die uns umgebende Welt zu sein. Versuchen Sie bei Ihrer nächsten Begegnung mit einem Menschen, wenn es nichts anderes zu tun gibt, als für ihn präsent zu sein, ganz bewusst bei Ihrem natürlichen Atemfluss zu bleiben. Lassen Sie so Ihren Geist zur Ruhe kommen und sich entspannen. Stellen Sie sich vor, dass Sie mit jedem Atemzug Ihren unruhigen Geist heimbringen und mehr und mehr bei sich selbst ankommen.

Auf den Atem achten

Sitzen Sie entspannt und bequem. Achten Sie darauf, dass Ihr Rücken aufrecht ist. Ein aufgerichteter Rücken hilft Ihnen, zentriert und stark zu bleiben, und gleichzeitig macht ein entspannter Körper Sie offen, weich und sanft.

Lassen Sie Ihre Augen geöffnet und richten Sie Ihren Blick entspannt etwas nach unten.

Bringen Sie nun Ihre Aufmerksamkeit, ganz leicht und sanft, zu der einfachen Tatsache, dass Sie atmen.

Wenn Sie Ihren Atem anfangs nicht finden können, versuchen Sie, ein oder zwei bewusste Atemzüge zu machen, und lassen Sie dann den Atem in seinem natürlichen Rhythmus fließen.

Folgen Sie achtsam Ihrer Atmung, ohne etwas verändern oder kontrollieren zu wollen. Alles darf sein, alles hat Raum.

Wenn Ablenkungen auftauchen, ist das in Ordnung. Bemerken Sie sie einfach, kehren Sie zum Atem zurück und fangen Sie neu an. Das kann immer und immer wieder passieren, und auch das ist in Ordnung.

Seien Sie achtsam für Ihren Atem und gleichzeitig gewahr und innerlich weit.

Nehmen Sie Ihre Umgebung, die Anwesenheit des anderen Menschen und das Geräusch seines Atmens wahr. Halten Sie Ihre Sinne offen. Bleiben Sie innerlich weit und präsent.

Zuhören lernen

»Ich weiß nicht, was ich sagen soll!«

Dies ist eine der häufigsten Sorgen. Es gibt kein »richtiges« Wort, das eine Situation auf magische Weise besser machen könnte. Was aber das Leiden erträglicher machen kann, ist, wenn der Mensch die Schwere seiner Situation mit einem anderen Menschen teilen kann, seine innere Welt, seine Gedanken und Gefühle offenbaren kann und weiß, dass er nicht allein ist. Zuhören spielt eine große Rolle bei der Begleitung eines sterbenden Menschen. Tiefes Zuhören – frei von jeglichem Urteil, frei von Vorstellungen oder der Anspannung ständigen Tuns – ist eine der machtvollsten Gaben, die Sie anbieten können.

Eines meiner Lieblingsbücher als Kind war *Momo* von Michael Ende. Das Mädchen Momo konnte so wunderbar zuhören, dass sie ihr Gegenüber dadurch völlig verwandelte. Sie konnte so zuhören, dass ratlose Menschen auf einmal ganz genau wussten, was sie wollten, oder schüchterne Menschen sich plötzlich frei fühlten. Sie gab allen das Gefühl, dass sie auf ihre besondere Weise für die Welt wichtig waren.

Es ist überraschend, wie selten Menschen gut zuhören können. In den meisten Fällen sehen wir Zuhören nur als eine Art Zwangspause, in der wir abwarten, bis wir wieder mit Reden an der Reihe sind, anstatt als eine wertvolle Gelegenheit, den anderen Menschen besser zu verstehen und ihm das Gefühl zu geben, wahrhaftig gehört zu werden.

Wenn wir wirklich zuhören, wissen wir auch, wann es wichtig ist, etwas zu sagen. Wir sprechen dann von einem ruhigen Ort in uns, und was wir sagen, kommt aus einem tieferen Verständnis. Wenn wir jemandem zuhören, hören wir uns selbst. Versuchen Sie Ihr Möglichstes, um dem Menschen vor Ihnen mit Ihrem ganzen Wesen und Sein zuzuhören. Hören Sie auf das, was gesagt wird, und auch auf das, was ungesagt bleibt. Wenn wir mit dieser Art echten Zuhörens dem anderen unsere volle Aufmerksamkeit schenken, kann ein Mensch, der sein Gefühl von Integrität und Ganzheit verloren hat, seine Verbundenheit mit sich selbst, sein Gefühl von Stärke, Bedeutung und Hoffnung wiederentdecken.

Rosamund Oliver, eine langjährige gute Kollegin von mir, unterrichtet Pflegekräfte in »Deep Listening« oder »Tiefem Zuhören«. Sie beschreibt, dass der Akt des Zuhörens selbst oft schon die Atmosphäre schafft, in der eine Art Transformation oder innere Heilung stattfinden kann. Wenn Sie sehr bewusst und achtsam zuhören, werden Sie vielleicht feststellen, dass Sie nichts anderes tun müssen. Das kann eine solche Erleichterung sein! Wir müssen nicht länger schnell ein paar kluge Fragen stellen, uns mit kenntnisreichen Meinungen einmischen oder das Problem der anderen Person lösen.

»Schweigen hat viele Dimensionen«, schrieb Thomas Merton. »Es kann Regression und Flucht sein, ein Verlust des Selbst, oder es kann Präsenz, Gewahrsein, Vereinigung, Selbstfindung sein. Negatives Schweigen verwischt und verwirrt unsere Identität, und wir verfallen in Tagträume oder diffuse Ängste. Positive Stille bringt uns zusammen und lässt uns erkennen, wer wir sind, wer wir sein könnten und welche Diskrepanz zwischen diesen beiden besteht.« Mit unserem zugewandten, entspannten Dasein in der letzten kostbaren Lebenszeit bieten wir das Geschenk unterstützender positiver Stille an; und das lädt Menschen ein, ihren eigenen Weg zu finden.

Haben Sie keine Angst, wenn Ihr Gegenüber still wird. Pausen und Stille in einem Gespräch sind ebenso wichtig wie die gesprochenen Worte. Wenn Menschen sich verwundbar und verletzlich fühlen, bekommt das Schweigen eine noch viel tiefere Bedeutung. Diese intimen Momente der Stille sind wie unsichtbare Fäden, die auf magische Weise die Wahrheit dessen weben und zusammenhalten, was wirklich zum Ausdruck gebracht werden muss. Denn in der Stille vermag die innere authentische Stimme sich Gehör zu verschaffen, und man kann sich mit viel größerer Klarheit auf andere beziehen.

Wir müssen nicht immer mit Worten Vertrauen, Zuversicht und Beruhigung vermitteln. Bleiben Sie entspannt, wenn es im Gespräch still wird, und erfreuen Sie sich an der Gesellschaft des anderen Menschen. Dies kann unglaublich sinnvoll und heilend sein. Ebenso kann ein warmer, furchtloser Blick oder eine sanfte Berührung viel mehr sagen als Worte.

> Wenn du das Zimmer betrittst, kannst du meinem Blick begegnen?
>
> Stimme eines sterbenden Menschen

> Zuhören ist eine Form der spirituellen Gastfreundschaft, bei der man Fremde einlädt, Freunde zu werden, ihr inneres Selbst näher kennenzulernen und es sogar zu wagen, mit uns zu schweigen.
>
> Henri Nouwen

Anderen zuhören ist eine spirituelle Interaktion. Durch die Art und Weise, wie wir Menschen zuhören, durch die Qualität unserer Präsenz fühlen sie sich möglicherweise ganz und heil. Und das wiederum gibt unserem Leben einen Sinn.

Einfach zuhören

Nehmen Sie bewusst wahr, wenn Sie sich hilflos, ängstlich oder ratlos fühlen oder darum ringen, das »Richtige« zu sagen, damit sich die andere Person wohlfühlt.

Nehmen Sie einfach wahr, was für Sie gerade geschieht, ohne Ihre Erfahrung zu beurteilen.

Seien Sie einfach aufmerksam, atmen Sie weiterhin bewusst und entspannt.

Seien Sie ehrlich zu sich selbst, ohne Vorwürfe oder Selbstkritik. Gestehen Sie sich Gefühle von Unsicherheit ein, und wenn Sie bereit sind, wenden Sie sich dem anderen zu: »Ich weiß nicht, was ich sagen soll, aber ich werde einfach hier sein und wir können zusammensitzen.« Und dann hören Sie einfach zu.

Nehmen Sie wahr, wenn Sie sich überfordert oder hilflos fühlen. Seien Sie achtsam, Ihr Gegenüber nicht zu unterbrechen oder das, was die andere Person sagt, zu schmälern oder ihr zu widersprechen, auch wenn das, was sie sagt, schwer anzuhören sein mag.

Bleiben Sie. Hören Sie zu. Und bleiben Sie einfach für eine Weile beim entspannten Zuhören.

Achtsam sein am Anfang, in der Mitte und am Ende

Alles, was wir tun, hat einen Anfang, eine Mitte und ein Ende. Aber nehmen wir dies auch bewusst wahr? Bevor wir überhaupt mit einer Aufgabe beginnen, sind wir bereits damit beschäftigt, was als Nächstes ansteht. Mittendrin sind wir abgelenkt, benebelt oder kreisen um uns selbst. Und am Ende, na ja, eilen wir schon zur nächsten Sache. All dies kann sich als Hindernis für unsere mitfühlende Präsenz erweisen. All dies verhindert, dass unsere mitfühlende Präsenz aufscheinen kann. Wir können aber eine bewusstere Haltung für die

Art und Weise, wie wir für andere sorgen, entwickeln, und unserem Tun und Helfen durch die Reflexion über die »drei Guten« mehr Sinn verleihen. Diese Drei-Guten-Praxis ist eine weitere Methode, uns bewusst mit unseren Absichten zu verbinden und zu versuchen, in unserer Begleitung präsent zu bleiben, auch wenn dies mitunter herausfordernd oder schwierig sein mag.

Die drei Guten

Nehmen Sie sich zu Beginn einen Moment Zeit, um sich mit dem klaren und freundlichen Teil Ihres Seins – Ihrem guten Herzen – zu verbinden, der offen, klar und freundlich ist. Rufen Sie sich in Erinnerung, dass auch in dem Menschen, den Sie begleiten, ein gutes Herz wohnt, selbst wenn es nicht immer durchscheinen mag. Setzen Sie dann bewusst eine klare Absicht für den Tag oder Ihre nächste Handlung: Ich möchte nützlich und hilfreich sein. Das ist das *Gute am Anfang*.

Lassen Sie sich, was auch immer geschieht, von einer offenen, weiten Haltung inspirieren und bleiben Sie mit Ihrer Motivation verbunden. Bleiben Sie in Kontakt mit dem allerbesten Teil Ihres Seins, und versuchen Sie das grundlegende Gutsein und die Ganzheit in anderen zu sehen. Wenn Sie Ihre Motivation und Ihre weite und mitfühlende Haltung verlieren oder abgelenkt sind, werden Sie sich einfach dessen bewusst und seien Sie erneut präsent, frei von Vorstellungen, Urteilen und Annahmen über sich selbst und andere. Das ist das *Gute in der Mitte*.

Halten Sie am Ende nicht an einem bestimmten Ergebnis oder

Resultat fest, und widmen Sie jeden positiven Nutzen Ihres Tuns Ihrem eigenen Wohl als Begleiter oder Begleiterin und dem Wohl der Person, um die sie sich kümmern. Sie können beispielsweise sagen: »Möge der Nutzen meiner Handlungen, was auch immer ich gesagt oder getan habe, mich dabei unterstützen, noch freundlicher zu werden, mir selbst und anderen gegenüber.« Wir können auch Situationen widmen, in denen wir uns ungeschickt verhalten haben. Wenn es etwas gab, von dem Sie sich wünschten, es nicht getan oder gesagt zu haben, können Sie sich mit folgendem Gedanken motivieren: »Möge ich in Zukunft mehr Gewahrsein haben und mich stoppen, bevor ich etwas Ähnliches tue.« Wir können die Güte und Kraft dessen, was wir getan haben, mit der Person, um die wir uns kümmern, teilen und denken: »Möge dies dem sterbenden Menschen helfen, alles Schwierige, Schmerzhafte und Unbekannte zu überwinden.«

Wenn Sie möchten, können Sie Ihre guten Wünsche ausdehnen und auch all jene einbeziehen, die sich in ähnlichen Situationen befinden mit einem Gedanken wie »Möge dies alle Menschen berühren, die Leiden oder Schmerzen erfahren, die krank sind oder im Sterben liegen oder die, wie ich, eine sterbende Person begleiten. Möge es ihnen helfen, frei von Schmerzen, Angst und Sorge zu sein, möge es ihr Leiden lindern, zu ihrem Wohlergehen beitragen und ihnen innere Kraft und Ruhe schenken.« Das ist das *Gute am Ende.*

Kurz gesagt, die drei Guten sind: am Anfang freundlich, offen und klar sein, in der Mitte freundlich, offen und klar sein und am Ende freundlich, offen und klar sein.

Praktizieren Sie die drei Guten mit Hilfe alltäglicher Dinge. Unser Alltag bietet uns so viele Übungsfelder an! Erinnern Sie sich beispielsweise an das Gute am Anfang und am Ende, wenn Sie sich im Krankenhaus zu Beginn und am Ende Ihres Besuchs die Hände an der Desinfektionsstelle einreiben. So können Sie Ihre Motivation für den Kontakt festigen und am Ende den positiven Nutzen widmen. Oder Sie halten einen Moment inne, ehe Sie vor dem Betreten oder Verlassen des Zimmers die Türklinke herunterdrücken. Bringen Sie sich während eines Besuchs oder Telefonats mit ein, zwei oder drei achtsamen Atemzügen oder einem Blick aus dem Fenster wieder in Ihre Mitte und damit zurück zu der weiten und großzügigen Haltung vom Guten in der Mitte. Oder nutzen Sie das Händeschütteln oder die Berührung bei der Begrüßung oder beim Abschied, um sich an das Gute am Anfang und am Ende zu erinnern.

Um langsamer zu werden und sich zu entschleunigen, kehren Sie immer wieder zu Ihrem Atem zurück, seien Sie so vollständig wie möglich präsent und hören Sie einfach zu. Lassen Sie sich in Ihrem Tun und Dasein von den drei Guten leiten. Das sind die wesentlichen Dinge, die uns dabei unterstützen, um am Bett eines sterbenden Menschen, in unserer Betreuung und Kommunikation mit ihm präsent zu sein.

4

In Verbindung sein

Frau Ping sprach nur Mandarin. Sie hatte eine siebzehnjährige Tochter, die jeden Tag zu Besuch kam. Die Tochter blieb dabei immer am Fuße des Bettes ihrer Mutter stehen und setzte sich nur dann neben sie, wenn wir sie dazu ermutigten. Die Hilflosigkeit und Trauer von Mutter und Tochter über den schmerzhaft nahenden Abschied war überdeutlich spürbar, doch sie sprachen nie ein Wort miteinander und vermieden jeden Körperkontakt. Die Sozialarbeiter und das restliche Hospizteam versuchten immer wieder, sie miteinander in Kontakt zu bringen und irgendwie einen Abschied voneinander zu ermöglichen. Zu dieser Zeit arbeitete ich im Nachtdienst, und immer wenn es auf der Station still wurde, nahm ich mir etwas Zeit und setzte mich an Frau Pings Seite. Ich war einfach bei ihr, ohne etwas zu tun, berührt von dem stillen Wunsch, dass sie und ihre Tochter einen Weg finden mochten, um doch noch zusammenzukommen.

Während einer meiner nächtlichen Besuche sang Frau Ping mit ihrer gebrechlich zarten und traurigen Stimme ein chinesisches Lied. Die einfache Melodie war bewegend schön und lud mich ein, mitzusummen. In den nächsten Wochen machte es sich Frau Ping bei jedem meiner Besuche zur Aufgabe, mir das Lied beizubringen. Mit unendlicher Geduld und doch einer gewissen Hartnäckigkeit lehrte sie mich jede einzelne Silbe. Sie korrigierte mich, und manchmal schimpfte sie auch mit einem verschmitzten Lächeln im Gesicht, wenn sie meiner barbarisch schlechten Aussprache lauschte. Einer der Sozialarbeiter nahm ihr Lied auf, und an dem Morgen, als Frau Ping verstarb, gab er der Tochter die Aufnahme.

Als die Tochter die Stimme ihrer Mutter hörte, kamen ihr die Tränen. Sie erklärte uns, dass dieses Lied ein altes Volkslied sei und das Dorf im ländlichen China beschreibe, aus dem ihre Mutter stammte. Das Lied erzählte von der Schönheit der Natur dort und der Sehnsucht, nach Hause zurückzukehren. Es schien die Lebensgeschichte ihrer Mutter auszudrücken. Mit diesem Lied und auf ihre ganz eigene einfache und geheimnisvolle Art und Weise hatte die Mutter letztlich doch einen Weg gefunden, sich von ihrer Tochter zu verabschieden. Dieses Lied war ihr Vermächtnis an sie.

Sich auf das Positive und Wertvolle konzentrieren

Eine der größten Ängste und Nöte sterbender Menschen ist, ihr Leben vertan zu haben und dem Tod mit leeren Händen gegenüberzutreten. Frau Ping ging nicht mit leeren Händen. Ihrer Tochter ein schönes Lied und damit etwas sehr Wertvolles und Bedeutsames zu hinterlassen war Frau Pings Art gewesen, sich auf den Tod vorzubereiten und sich zu verabschieden.

Es kann einem Menschen in seiner letzten Lebensphase viel Kraft spenden, wenn wir uns, frühzeitig und solange es ihm noch einigermaßen gut geht, gemeinsam mit ihm auf das ausrichten, was er im Leben geleistet hat. Wenn wir ihm zeigen, dass uns sein Leben und seine Erfahrungen wichtig sind, ihm helfen, sein gelebtes Leben, auch die schwierigen und dunklen Tage, anzunehmen. Wie können wir das tun?

Wertschätzung zeigen

Für einige Menschen wird es besonders wichtig sein, dafür Wertschätzung zu erfahren, dass sie ein produktives, sinnvolles Leben geführt haben. Ihnen bedeutet es viel, sich zu vergegenwärtigen, was sie zum Wohl ihrer Familie, ihrer Gemeinschaft oder einer guten Sache beigetragen haben. Wenn wir anderen unsere Wertschätzung zeigen wollen, geht es aber nicht allein um das »Wie viel« – wie viel ein Mensch in seinem Leben getan oder geleistet hat. Es zählen genauso die inneren menschlichen Eigenschaften – Großzügigkeit, Herzenswärme, Ehrlichkeit, Demut oder moralische Integrität. Lassen Sie den betreffenden Menschen wissen, was Sie an ihm schätzen, seine guten Eigenschaften, seinen Mut, seine Würde. Vielleicht hat er Ihnen etwas sehr Wertvolles mit auf den Lebensweg gegeben. In einer professionellen Begleitung müssen wir in unserer Wertschätzung den kulturellen Hintergrund, die Werte und das soziale Umfeld der betreffenden Person berücksichtigen.

Freude schenken

Ermutigen und inspirieren Sie einen Menschen, der dem Tode nahe ist, seinen Geist und sein Herz dem zu öffnen, was ihm ein Gefühl von Freude, Trost, Gelassenheit und Frieden schenkt. Seien Sie neugierig, welche Dinge ihm noch Freude bereiten, und tun Sie sie gemeinsam. Seien sie offen und kreativ in der Gestaltung von Aktivitäten, da die Erfahrung eine andere sein kann als noch zu gesunden Zeiten. Laden Sie den Menschen auf eine imaginäre Reise zu seinem Lieblingsort mit Hilfe von Photos, Filmen oder Geschichten ein. Ein Patient von mir war Koch. Durch seine Krankheit hatte er seinen Geschmacks- und Geruchssinn verloren. Es bereitete ihm große Freude, wenn man mit ihm gemeinsam aß und ihm die Gerichte bis ins kleinste Detail beschrieb und er sie so durch die Sinne eines anderen erfahren konnte. Über lange Zeit betreute ich einen Piloten mit AIDS. Auf meine Nachfrage, was er am meisten am Fliegen vermisse würde, meinte er, »den blauen Himmel«. Er liebte es, am offenen Fenster zu sitzen, hinauszuschauen und seinen Geist im blauen Himmel ruhen zu lassen. An regnerischen Tagen und später dann, als seine Kräfte nachließen, beruhigte es ihn, wenn man ihn an die offene Weite des Himmels erinnerte. Einer seiner Freunde klebte vor seinem Tod ein riesiges Poster mit einer Himmelslandschaft über sein Bett.

Eine inspirierende Umgebung schaffen

Schauen Sie, dass die Umgebung zu Hause oder im Krankenhaus oder Hospiz so friedvoll ist, wie es geht. Platzieren Sie, wenn die sterbende Person das möchte, in ihr Blickfeld inspirierende Bilder oder eine schöne Pflanze oder Blumen, die die Natur ins Zimmer bringen. Spielen Sie ihre Lieblingsmusik oder inspirierende Hörbücher, teilen Sie Gedichte oder auch Meditationen, die für sie von Bedeutung sind. Seien Sie dabei achtsam, nicht zu viele Dinge auf einmal vorzuschlagen. Meiner Erfahrung nach kann schon weniges mehr sein, sofern es für einen Menschen bedeutsam ist.

Wildgänse

Du brauchst nicht gut zu sein.
Du brauchst nicht auf den Knien Hunderte von Meilen
durch die Wüste zu rutschen und zu bereuen.
Du brauchst nur das zarte Tier in deinem Körper
lieben lassen, was es liebt.
Erzähl mir von deiner Verzweiflung
und ich erzähle dir von meiner.
Derweil dreht sich die Erde weiter.
Derweil ziehen die Sonne
und die schweren Regentropfen
über das Land, über die Prärie
und die tiefen Wälder,
die Berge und die Flüsse.
Derweil ziehen die Wildgänse
hoch in der klaren blauen Luft
wieder nach Hause.
Wer immer du bist,
ganz gleich wie einsam,
die Welt bietet sich dir an zur Imagination,
ruft dich wie die Wildgänse,
laut und aufgeregt –
und verkündet immer wieder
deinen Platz in der Familie der Dinge.

Mary Oliver

Menschen können mit extremer Angst und Furcht reagieren, wenn sie mit der erschreckenden Realität ihres Todes konfrontiert werden. Dies ist nicht immer der Fall, aber es kann passieren. Vermeiden Sie, entsprechende Reaktionen eines Sterbenden in irgendeiner Weise kleinzureden oder zu relativieren. Sätze wie »Sorge dich nicht« oder »Alles wird gut« können für einen Mitmenschen, der sich zutiefst verängstigt und existentiell bedroht fühlt, bedeutungslos oder verletzend sein. Er ist sich bewusst, dass er sterben wird – eine Tatsache, die wir nicht schönreden oder wieder verschwinden lassen können. Setzen Sie sich an seine Seite. Hören Sie zu, auch wenn es schwer auszuhalten sein mag, was der Betroffene Ihnen mitteilt. Gehen Sie auf seine existentiellen Ängste und Nöte ehrlich und mitfühlend ein. Ihr Gegenüber ist mit einer der schmerzhaftesten Erfahrungen unseres Seins konfrontiert: der letztendlichen Wahrheit, dass wir alle, ohne Ausnahme, sterblich sind. Falls man sich nie damit auseinandergesetzt hat – kann man dem wirklich ohne jegliche Angst begegnen?

Angesichts großer Ungewissheit und Angst müssen wir dem sterbenden Menschen zu vermitteln versuchen, dass er nicht allein ist. Versichern Sie ihm, dass Sie da sind. Wenn seine Gedanken endlos darum kreisen, was die Zukunft Schlimmes bereithält, dann ist es äußert wichtig, ihn in den gegenwärtigen Moment zurückzuleiten. Erinnern Sie ihn daran, dass Sie da sind und zuhören. Und atmen Sie ruhig weiter.

Bleiben Sie klar und emotional stabil. Geben Sie ihm durch Ihre Präsenz Stabilität. Falls Sie sich um einen Angehörigen oder eine Freundin kümmern, könnten Sie mit einfachen Sätzen ausdrücken, dass Sie verstehen, was die Betreffende gerade durchmacht: »Es ist ganz normal, Angst zu haben oder sich zu fürchten. Es ist schwer, eine solche Nachricht zu hören. Aber du bist nicht allein, ich bin hier bei dir.« Nehmen Sie dann vielleicht sanft die Hände des anderen, hören Sie zu und schließen Sie ihn in Ihre bedingungslose Liebe ein. Die Liebe ist das stärkste Gegenmittel gegen die Angst. Einfache, ehrliche mitmenschliche Liebe wie auch Ihre körperliche Präsenz vermitteln Sicherheit und Schutz. Falls Sie professionell begleiten, wird Ihre aufrichtige Versicherung »Wir sind für Sie da. Unser Team ist für Sie da«, den Betreffenden eine große Erleichterung sein. Falls Sie selbst keine Zeit haben, der andere aber jemanden an seiner Seite braucht, sollten Sie sicherstellen, dass jemand aus Ihrem Team bei ihm sein kann.

Wenn ein sterbender Mensch leugnet oder es nicht wahrhaben will, was gerade passiert, versuchen Sie, ihm nicht zu widersprechen und ins Wort zu fallen. Leugnen ist eine stützende Krücke, die wir benutzen, um durch eine schmerzvolle Zeit zu kommen. Sie ist eine Bewältigungsstrategie, die das Unerträgliche ein wenig erträglicher macht, wenn auch nur für kurze Zeit. Es ist schmerzhaft, die Kontrolle über das eigene Leben zu verlieren, von geliebten Menschen getrennt zu werden, zu leiden und die Realität des Todes annehmen zu müssen. Ein sterbender Mensch kann viele Gefühlsschwankungen erleben. In einem Augenblich kann er offen über seinen nahen Tod sprechen und im nächsten Atemzug davon, dass es ihm ja bald besser gehen wird und er sich im Frühjahr um seinen geliebten Garten kümmern wird. Für alle Beteiligten kann ein solch schlagartiger Wechsel in der Realitätswahrnehmung frustrierend und verwirrend sein. Dieses Hin- und Herwechseln ist ebenso wie das Leugnen eine Bewältigungsstrategie, die Sterbenden hilft, Stück für Stück die Realität ihrer Endlichkeit in ihr Sein zu integrieren und so anzunehmen. Probieren Sie, das Gespräch in Form einer Erkundung zu beginnen, zum Beispiel mit: »Ich wünschte, du könntest wieder gesund werden und noch für lange Zeit da sein, aber falls die Zeit begrenzt ist, was wäre dir dann wichtig? Was würde dir in dieser Zeit am meisten bedeuten?«

Falls Sie eine Angehörige pflegen, die nicht über ihren nahenden Tod sprechen will und das zu einem Hindernis für etwaige medizinische und andere Entscheidungen werden könnte, sollten Sie dies klar, aber verständnisvoll, am besten mit professioneller Hilfe ansprechen. Wenn wir einen Menschen ermutigen, die stützende und bis dahin hilfreiche »Krücke« des Leugnens loszulassen, müssen wir sicherstellen, diese durch etwas zu ersetzen, was ihm neuen Halt geben kann: die Versicherung unserer unerschütterlichen Unterstützung und Liebe, die Bekräftigung, dass er wichtig ist, das Versprechen einer guten Versorgung und Schmerzbehandlung und unser Vertrauen in seine inneren Ressourcen und seine Kraft.

Mit klarer, freundlicher Stimme könnten Sie etwa sagen: »Papa, ich weiß, du liegst im Sterben und ich wünschte, es wäre anders. Wir werden alles tun, damit du dich so wohl wie möglich fühlst und medizinisch gut versorgt bist. Versuche, deine Sorgen loszulassen. Du hast mir und uns allen so viel gegeben, wofür wir immer dankbar sein werden. Du hast in deinem Leben, und besonders in den letzten Wochen, so viel Kraft gezeigt. Wir lieben dich und sind jetzt hier bei dir, an deiner Seite.«

Wenn Ihr geliebter Mensch bereit ist, seine Situation anzunehmen, seien Sie für ihn da, auch wenn Sie selbst innerlich noch nicht soweit sind. Seien Sie vorsichtig mit Ausdrücken, die signalisieren, dass Sie mit seiner Haltung oder seinen Entscheidungen vielleicht nicht einverstanden sind. Ein gut gemeintes »Gib nicht auf!« oder »Du schaffst das!« sagt mehr über unser Unbehagen und unseren inneren Kampf, mit der belastenden Situation Frieden zu schließen, aus, als über den Sterbenden. Es ist schwer, die, die wir lieben, leiden zu sehen und sie gehen zu lassen. Fühlen Sie sich in die Welt des anderen ein: »Das ist sicher nicht leicht für dich, oder? Wie kommst du mit all dem klar? Wie geht es dir damit?« Wenn Sie sich als Angehöriger oder als Freundin noch nicht bereit fühlen, offen über Sterben oder Tod mit dem sterbenden Menschen zu sprechen, er dies aber möchte, versuchen Sie, so ehrlich wie möglich darauf zu reagieren. Geben Sie aufrichtig zu, dass Sie noch etwas Zeit brauchen, aber seinen Wunsch respektieren und darauf eingehen werden, zum Beispiel mit: »Papa, im Moment fühle ich mich doch ein wenig überfordert zu reden. Können wir später darüber sprechen, vielleicht heute Nachmittag?«

Wenn Ihr geliebter Mensch, Ihre Freundin oder Ihr Patient eine innere Kraftquelle der Zuflucht und des Friedens hat, kann dies sein oder ihr Gefühl der Zugehörigkeit, Verbundenheit und Hoffnung wesentlich stärken. Für einige Menschen mag die Natur eine große Quelle des Friedens und Trostes sein. Für andere ist es vielleicht ein Gefühl der Zugehörigkeit zu etwas Größerem als sie selbst; das kann etwas Spirituelles oder Religiöses sein, muss es aber nicht.

In Krisenzeiten können spirituelle oder religiöse Überzeugungen jedoch, anstatt eine Kraftquelle zu sein, auch spirituelle Not und spirituelles Leid erzeugen. Jedes Jahr leite ich ein Meditationsretreat im Spiritual Care Centre an der Westküste Irlands hoch über den Klippen und mit Blick auf den riesigen Atlantik. Die Aussicht ist atemberaubend und beruhigt sofort den geschäftigen Geist. Während des letzten Retreats erzählte eine Therapeutin die Geschichte eines älteren Iren, der eine solch panische Angst vor den Höllenfeuern hatte, dass er nicht mehr einschlafen konnte. Durch viel Zuhören und ihre fürsorgliche Aufmerksamkeit erkannte sie schließlich den Grund seiner Not und Angst und konnte eine Atmosphäre schaffen, in der er sich schließlich entspannen konnte und in der Vergebung und Liebe möglich waren.

Bevor wir Menschen bei ihrer spirituellen Suche begleiten, ist das Allererste, um das wir uns kümmern sollten, eine wirksame Schmerzbehandlung. Cicely Saunders rät allen, die professionell begleiten: »Solange Schmerz und Krankheit nicht unter Kontrolle sind, können die Sterbenden nicht mit ihrer spirituellen Suche beginnen – sie können kaum wirklich leben. Die Schmerzbehandlung kommt also an erster Stelle. Anschließend sollte man die gesamte Familiensituation betrachten, sich mit seinen Kollegen besprechen und als Team arbeiten. Und hören Sie niemals auf zuzuhören: Ihre Patienten werden Ihnen sagen, was sie brauchen. Und vielleicht erfahren sie mehr Unterstützung durch Gedichte und Gemälde als durch irgendeine Religion. Das Wichtigste ist: Hören Sie Ihren Patienten zu; sie werden Ihnen sagen, was sie brauchen.«

Wir sollten alle tieferen existentiellen und spirituellen Fragen vom ersten Tag der Krankheit an mit einbeziehen. Wie ein Mensch seine Krankheit versteht und interpretiert, beeinflusst in hohem Maße sein Gefühl von Ganzheit und Wohlbefinden. Eine aktuelle Studie zeigt, dass die meisten Menschen, die mit einer lebensbedrohlichen Krankheit leben, gerne mit ihrem Arzt auch über ihre spirituellen Überzeugungen sprechen wollen.

Wie können wir spirituelle Vorstellungen und Bedürfnisse, religiöse Überzeugungen oder Ideen über das Ende des Lebens respektvoll und einfühlsam ansprechen? Dies sind tiefe und vielschichtige Themen.

Wie können Sie helfen?

- Eine einfache, direkte Art, die existentiellen oder spirituellen Anliegen eines Menschen am Ende des Lebens anzusprechen, könnte die Frage sein, ob es etwas gibt, das seinen Geist oder sein Herz/seine Seele belastet. Oder auch die Frage, ob es etwas gibt, das ihn sein Leben lang unterstützt und ihm Hoffnung gegeben hat.

- Wir können gemeinsam mit dem sterbenden Mensch erkunden, was er als seine »spirituelle Heimat« betrachtet. Mit dieser Metapher können meiner Erfahrung nach viele etwas anfangen. Sie lässt Menschen aufhorchen und macht neugierig. Ein spirituelles Zuhause oder eine spirituelle Heimat kann vieles sein: ein besonderer Ort in der Natur, eine Kirchengemeinde oder eine spirituelle Gemeinschaft, ein Ritual, ein bedeutsames Erlebnis, ein inspirierendes Bild oder ein inneres Gefühl, das Hoffnung, Sicherheit und Trost bietet.
- Falls der sterbende Mensch gläubig ist oder sich einer bestimmten spirituellen Tradition zugehörig fühlt, sollen Sie herauszufinden suchen, ob es ihm wichtig ist, einen Vertreter seiner Gemeinde oder Gemeinschaft zu sehen, oder ob er gern von einer Krankenhaus- oder Hospizseelsorgerin besucht werden möchte. Seelsorger sind für Menschen in Krisenzeiten da, ob religiös, spirituell oder nicht. Er oder sie ist geschult darin, zuzuhören und eine begleitende Unterstützung bei der Bewältigung schwieriger Fragen zu Leben und Tod sowie beim Umgang mit Krankheit und Verlust anzubieten.

Im Anhang finden Sie Fragen und Reflexionen, die Sie zusammen mit dem Menschen, der eine finale Diagnose erhalten hat und sich in der letzten Phase seines Lebens befindet, erforschen können. Eine gute Frage kommt immer aus der Weisheit des Herzens. Das Wichtigste ist, dass wir einen

Raum bereiten, in dem der Mensch über seine letztendlichen Anliegen sprechen kann, über das, was ihm tatsächlich wichtig ist. Dabei kann es um wirklich alles gehen.

Karen Wyatt, eine Hospizärztin und ehrenamtliche Hospizhelferin aus Colorado, äußerte in einem Gespräch, das ich kürzlich mit ihr führte, die folgenden Gedanken dazu: »Während meiner Arbeit im Hospiz habe ich lange über jene Patientinnen und Patienten nachgedacht, die nicht religiös sind oder einfach nicht daran interessiert und die daher jede spirituelle Begleitung ablehnen. Aber letztlich haben alle Menschen einen spirituellen Anteil, ob sie sich dessen bewusst sind oder nicht, ob sie diesen Teil ihrer selbst entwickelt haben oder nicht. Wie kann eine Begleitung aussehen, bei der die Überzeugungen des Patienten oder der Patientin nicht verletzt oder in Frage gestellt werden? Für einige mag das letztendliche, tiefe Anliegen eine Religion oder eine bestimmte spirituelle Praxis sein, aber für andere könnte es auch etwas ganz anderes sein – sogar Baseball.« Auch für viele Menschen hierzulande ist Sport sinnstiftend. Für mich ist Wyatts Aussage ein Herzstück guter Begleitung: dem Menschen auf Augenhöhe begegnen, »mit da sein«, wo er gerade steht, und dem Raum geben, was für ihn von Bedeutung ist.

Wenn Sie sich unsicher fühlen, wie Sie am besten über tiefere spirituelle Anliegen sprechen können, denken Sie daran, dass Sie nicht auf alles eine Antwort haben müssen. Ich habe bei Menschen gesessen, die mich ganz direkt fragten, was denn meiner Meinung nach beim Sterben, dem Tod oder danach passieren werde. Natürlich kann man auf die physischen Vorgänge eingehen, aber wie beantwortet man die existentiellen, metaphysischen oder spirituellen Aspekte hinter einer solchen Frage? Ich rate Ihnen, dass Sie – aber nur, wenn Sie gefragt werden –, Ihre persönlichen Gedanken und offenen Fragen, die Sie selbst über das Sterben und den Tod haben, ehrlich mitteilen. Dabei geht es nicht darum, dass Sie durch das Teilen Ihrer eigenen individuellen Überzeugungen, Gedanken und Fragen die andere Person zu bekehren versuchen. Aber in einem authentischen Austausch kann ein Gefühl der Offenheit und des Respekts für die Werte und Ansichten der jeweils anderen Person entstehen, so unterschiedlich sie auch sein mögen. Ihre Authentizität und Ihr Interesse können es Ihrem Gegenüber ermöglichen, seine oder ihre eigenen Antworten in sich und für sich selbst zu finden.

> Wir sind keine menschlichen Wesen mit einer spirituellen Erfahrung; wir sind spirituelle Wesen mit einer menschlichen Erfahrung.
>
> Pierre Teilhard de Chardin zugeschrieben

> Die Quelle der Heilung und des Gewahrseins ist tief in jedem von uns vorhanden, und wir dürfen unseren Glauben unter keinen Umständen einem anderen aufdrängen, sondern müssen ihm stets helfen, diese Quelle in sich selbst zu entdecken.
>
> *Sogyal Rinpoche*

Wenn Sie nicht wissen, was Sie sagen sollen

Wer von uns war nicht irgendwann in seinem Leben schon mal auf der Empfängerseite sogenannter wohlmeinender Ratschläge? Sie beginnen normalerweise mit so etwas wie »Ich weiß genau, wie du dich fühlst …« oder »Wenigstens bist du nicht oder hast du nicht …« oder »Es könnte schlimmer sein …« oder »Jetzt weine doch nicht …« In Wahrheit können wir nie ergründen, wie sich jemand anderes wirklich fühlt. Es ist selten hilfreich, die Erfahrungen einer Person mit denen einer anderen zu vergleichen oder jemanden zu ermutigen, nicht mehr das zu empfinden, was er oder sie empfindet. Uns wurden diese Standardreaktionen und drehbuchähnlichen Sätze für Krisensituationen beigebracht, aber dann endet das Skript und was dann?

Wenn wir Menschen im Sterben begleiten, stellen wir schnell fest, dass es kein fertiges Skript, keine Zauberformel gibt, der wir folgen könnten. Wenn Sie also unsicher sind, ob das, was Sie sagen wollen, hilfreich sein wird oder nicht, fragen Sie sich am besten, wie es sich für Sie anfühlen würde, diese Worte zu hören, wenn Sie in der gleichen Situation wären. Im Wesentlichen muss ein sterbender Mensch drei Dinge hören, spüren und wissen: Ich bin wichtig, ich werde geliebt, und meine Wünsche und Werte werden respektiert.

> Ich traue mich nicht wirklich zu sagen, wie ich mich in meinem tiefsten Inneren fühle. Wenn ich es täte, was wäre, wenn du dich von mir abwendest? Was, wenn ich dann ganz allein bin?
>
> Stimme einer Sterbenden

Jede sterbende Person hat ihre eigene Lebensweisheit. Ihr zu helfen, diese Lebensweisheit zu entdecken oder sich wieder mit ihr zu verbinden, wird außerordentlich bedeutungsvoll, reich und bewegend sein – nicht nur für den Menschen, der geht, sondern auch für alle, die ihn begleiten.

> Nicht da ist man daheim, wo man seinen Wohnsitz hat, sondern wo man verstanden wird.
>
> Christian Morgenstern

> Die Wirklichkeit eines anderen Menschen liegt nicht darin, was er dir offenbart, sondern in dem, was er dir nicht offenbaren kann. Wenn du ihn daher verstehen willst, höre nicht auf das, was er dir sagt, sondern vielmehr auf das, was er dir verschweigt.
>
> Khalil Gibran

Menschen, die dem Tod nahe sind, werden sich sicher und verbunden fühlen, wenn wir weiterhin Zeit mit ihnen verbringen und ihnen so zeigen, dass sie uns wichtig sind. Wir können ihnen dabei helfen, sich auf das zu konzentrieren, was ihnen immer noch Freude bereitet, und sie unterstützen, die guten Dinge in ihrem Leben und alles, was sie erreicht haben, zu erkennen und wertzuschätzen. Wenn sie sich verwirrt, ängstlich und im Dunkel verloren fühlen, können unsere fürsorgliche Aufmerksamkeit und Zuwendung ihnen besonders in diesen Phasen Halt geben. Selbst wenn wir manchmal nicht die richtigen Worte finden, werden wir ihnen zeigen können, dass wir uns um sie kümmern, indem wir zuhören, indem wir nicht vor ihren tieferen Besorgnissen und Fragen zurückschrecken und indem wir ihre eigene innere Weisheit respektieren und ihr vertrauen.

5

Wie wir auf die tieferen Bedürfnisse von Sterbenden und Angehörigen eingehen können

»Mir reichts! Ich bin für alle eine Last. Wie könnte ich so noch weitermachen?«

Einen nahestehenden Menschen in den letzten Monaten und Wochen seines Lebens gut zu begleiten, da werden einige schwierige Entscheidungen und Momente auf uns zukommen. Der sterbende Mensch kann in große Angst und Not geraten. Angst davor, seine Würde und die Kontrolle zu verlieren, zu sterben oder allein zu sterben, Angst davor, unter Schmerzen zu sterben, gegen seinen Willen am Leben gehalten zu werden oder der Familie zur Last zu fallen.

In unserer westlichen Gesellschaft schätzen wir Autonomie, Freiheit und Produktivität. Die Erfahrungen mit Krankheit und Tod zeigen uns jedoch eindringlich, wie flüchtig, und auf einer tieferen Ebene, wie illusorisch diese Werte sind. Die Erfahrungen von Sterben und Tod zwingen uns, über den Wert des Lebens selbst nachzudenken und über die Frage nach dem Sinn des Leidens. *Was macht ein sinnvolles Leben aus? Was bedeutet ein würdiger Tod? Hat das Leiden einen Sinn und Zweck? Wer bin ich, wenn ich nicht mehr die Kontrolle habe? Wer trifft dann die Entscheidungen?*

Als professionelle oder nahestehende Begleitperson ist es äußerst wichtig, dass wir diese Fragen für uns klären und frühzeitig und unvoreingenommen mit dem sterbenden Menschen und anderen Familienmitgliedern oder nahen Freundinnen und Freunden besprechen. Wir müssen verborgene Ängste und Sorgen ans Licht holen, am besten lange bevor kritische Entscheidungen zu fällen sind und es zu einer Notfallsituation kommt. Ein Sterbender, der seine Würde bedroht sieht, wird mit höherer Wahrscheinlichkeit mehr Schmerzen und eine verminderte Lebensqualität erfahren, häufiger mit Gefühlen von Isolation oder Depression kämpfen und einen geringeren Lebenswillen haben.

Tiefere Aspekte der Fürsorge müssen die Wünsche und die Würde des sterbenden Menschen einbeziehen und ehren. Dies beinhaltet, ihn bei der Heilung zerrütteter Beziehungen so gut wie möglich zu unterstützen, aber auch bei der Verbindung mit einer Kraftquelle, wenn er sich jeder Hoffnung beraubt fühlt. Für diese tieferen Aspekte Sorge zu tragen, dafür braucht es stets das gemeinsame Miteinander von professionellen und ehrenamtlichen Begleitenden und Angehörigen. Diese tieferen Aspekte der Fürsorge beziehen sich aber nicht nur auf den sterbenden Menschen – auch die Anliegen und Bedürfnisse der Angehörigen, das heißt all derer, die Teil des Lebens und der Reise dieses Menschen sind, müssen berücksichtigt werden. Dies ist einer der großen und bedeutenden Aufgaben, die professionelle und ehrenamtliche Mitarbeiterinnen und Mitarbeiter leisten.

Die Wünsche und die Würde des sterbenden Menschen respektieren

Ich habe erlebt, wie todkranke Menschen sehr klar und gelassen in ihrer Wahl sind, welche Art von Betreuung und Behandlung sie sich wünschen und wo und wie sie ihr Lebensende verbringen möchten. In diesem Fall können wir helfen, indem wir ihre Entscheidungen begleiten, uns gegebenenfalls um deren Umsetzung kümmern und einfach präsent sind. Falls aber kritische Entscheidungen über die nächsten Schritte noch offen sind, nehmen Sie sich als Freund oder Familienmitglied bewusst Zeit für Gespräche. Geben Sie dem Menschen Raum, damit er seine Gedanken sortieren kann, und erkunden Sie mit ihm gemeinsam, was er im Leben wertschätzt und was für ihn wesentlich ist. Dies gibt Ihnen einen Einblick, wie die Betreffende über bestimmte Entscheidungen, mit denen sie möglicherweise konfrontiert werden könnte, denkt, wenn schwindende Gesundheit ihre Aktivitäten und Fähigkeiten einschränkt und sich ihr Leben, erwartet oder unerwartet, dem Ende neigt. Gehen Sie diese Gespräche in der Familie und im Freundeskreis frühzeitig an, um besser mit den behandelnden Ärztinnen und dem Pflegeteam zu kommunizieren. Ich weiß, wie schwierig und schmerzlich diese Gespräche sein können, andererseits schaffen sie nach meiner Erfahrung letztlich mehr Nähe und Vertrauen. Um die Wünsche des anderen zu wissen bringt Erleichterung und notwendige Klarheit. Wie oft war ich Zeugin in Begleitungen, bei denen diese wichtigen Gespräche immer wieder auf später verschoben wurden. Doch »später« kam selten oder zu spät. Sprechen Sie jetzt mit dem betreffenden Menschen und klären Sie bestehende Fragen rechtzeitig, bevor etwas Unerwartetes eintritt.

Es ist ideal, wenn der oder die Sterbende eine Patientenverfügung erstellt hat, in der die eigenen Wünsche und Vorstellungen festgehalten sind. Darüber hinaus sollte man dafür sorgen, dass er oder sie im Vorfeld mit allen spricht, die an möglichen Entscheidungen teilhaben, um bestehende Anliegen und Fragen zu klären und sicherzustellen, dass man einander versteht.

Hier ist ein Beispiel dafür, was eine Freundin von mir, die im Palliativbereich arbeitet, in ihrer Patientenverfügung niedergeschrieben hat:

»Ein sinnvolles Leben beinhaltet für mich die Fähigkeit, Personen zu erkennen und mit ihnen klar und verständlich zu kommunizieren. Selbst wenn ich also nicht unbedingt unheilbar krank sein sollte, aber zum Beispiel einen Hirnschaden oder eine andere Beeinträchtigung erleide, die es mir unmöglich macht, andere zu erkennen oder mit ihnen zu kommunizieren, will ich, dass keine lebenserhaltenden Behandlungen mehr erfolgen – oder falls sie bereits eingeleitet worden sind, dass sie eingestellt werden, auch wenn dies zu meinem Tod führen könnte.«

In ihrer Aussage macht die Verfasserin deutlich, was sie unter einem sinnvollen Leben versteht und dass sie, wenn dies für sie nicht mehr gegeben ist, keine lebenserhaltenden Behandlungen wünscht, auch wenn dies ihren Tod bedeutet.

Wenn ein schwerkranker oder sehr alter Mensch offen über seinen Wunsch zu sterben spricht, heißt das nach meiner Erfahrung nicht gleich, dass er sich Sterbehilfe wünscht. Menschen in dieser Lebenslage brauchen Raum, frei zu sprechen – über wirklich alles. Hoffnungslosigkeit, Depression, Angst vor dem Leid, vor den Schmerzen, vor dem Sterben. Wenn die sterbende Person Sie nach Möglichkeiten fragt, wie sie ihren Tod beschleunigen könnte, sollten Sie genau und vorurteilslos zuhören. Erforschen Sie die tieferen Bedürfnisse, die hinter einer solchen Frage stecken. Seien Sie auch ganz präsent, wenn Verwandte eine solche Frage aufwerfen. Es mag schmerzhaft sein, sich Gedanken dieser Art anzuhören, aber sie offenbaren hilfreiche Informationen, die bei der Betreuung des oder der Sterbenden zu berücksichtigen sind. Gibt es ein konkretes Bedürfnis, das noch unerfüllt geblieben ist, eine verborgene Angst, die noch nicht zur Sprache gekommen ist? Achten Sie darauf, ob sich die Angst oder Sorge auf etwas bezieht, das gerade jetzt tatsächlich geschieht, oder auf etwas, das in der Zukunft passieren könnte. Unsere natürliche Tendenz ist es, sich um zukünftiges Leiden und künftige Schmerzen zu sorgen. Diese mögen sich einstellen oder eben auch nicht. Sorgen oder Befürchtungen über die Zukunft können aber gegenwärtige Wahrnehmungen und Erfahrungen negativ beeinflussen. Holen Sie als Angehöriger das Fachwissen Ihres Pflegedienstes und der Hospiz- und Palliativdienste ein, um gut auf die Bedürfnisse und Wünsche des sterbenden Menschen eingehen zu können.

Der Wunsch nach Sterbehilfe

Der Wunsch, so selbstbestimmt wie möglich zu sterben, stellt Angehörige, Ärzte und Pflegeteams vor große Herausforderungen. Wie selbstbestimmtes Sterben aussehen kann und darf, wird seit Jahren kontrovers debattiert. Die Möglichkeit der Sterbehilfe fordert einen bewussten Umgang mit den eigenen ethischen und spirituellen Grundsätzen sowie den eigenen Grenzen. Es ist eine zutiefst persönliche Frage. Egal wie wir zu dem Thema stehen, wir sollten einen Menschen in der Entscheidungsfindung nicht allein lassen. Hören Sie aktiv zu und reden Sie offen und ehrlich miteinander. Gehen Sie dabei so achtsam und liebevoll wie möglich mit sich selbst und dem anderen Menschen um.

Die meisten sterbenden Menschen sind krank und fragil und wiegen die Frage unter einem großen Leidensdruck ab. Sie brauchen unsere ganze Präsenz sowie fachliche Informationen zu alternativen Wegen wie Palliativmedizin, Schmerzbehandlung, Hospizpflege usw.

Aktive Sterbehilfe oder Tötung auf Verlangen ist in den meisten Ländern verboten, auch in Deutschland, Österreich und in der Schweiz. Passive Sterbehilfe ist erlaubt. Bei passiver Sterbehilfe wird auf therapeutische Maßnahmen verzichtet, die das Sterben verlängern würden, oder sie werden abgebrochen. Man spricht hier auch von »Sterbenlassen«. Diese Entscheidung geschieht immer in Absprache mit dem sterbenden Menschen oder, falls er nicht mehr kommunizieren kann, seine in einer Patientenverfügung niedergelegten

Wünsche berücksichtigend oder, falls es keine gibt, in Absprache mit den Angehörigen. Die Gabe von schmerzlindernden oder bewusstseinstrübenden Medikamenten, um Schmerzen, Atemnot oder Ängste zu behandeln, die in hohen Dosen die Lebensdauer verkürzen können (indirekte Sterbehilfe) ist ebenfalls gestattet. Die Hilfe bei einer Selbsttötung (assistierter Suizid) ist in Deutschland[2] und der Schweiz straffrei.

Wenn ein sterbender Mensch sagt, dass er nicht mehr mag und sein Leben beenden will, ziehen Sie bitte die fachliche Hilfe des behandelnden Arztes hinzu. Der kennt ihn im Allgemeinen gut und kann vielleicht beurteilen, ob dies ein lange gereifter, klarer Entschluss ist oder ob dahinter ein Hilferuf steht oder es sich um eine vorübergehende Stimmung handelt. Die behandelnde Ärztin wird, falls nötig, weitere fachliche Hilfe hinzuziehen – eine Psychiaterin, einen Geriater, eine Seelsorgerin, einen Psychotherapeuten oder eine Sozialarbeiterin.

In unklaren Situationen wird oftmals ein ethisches Konsil einberufen. Ein solches Konsil kann von jedem Beteiligten einberufen werden, auch von Angehörigen. Hier werden dann gemeinsam mit allen Beteiligten die unterschiedlichen Wahrnehmungen und Perspektiven ausgetauscht, Fragen formuliert und Empfehlungen gegeben.

Wenn wir einen ehrlichen Blick auch auf unsere Ängste und Sorgen werfen, diese zu beruhigen versuchen und Fragen

2 Der assistierte Suizid bzw. die geschäftsmäßige Sterbehilfe ist seit dem 26.2.2020 in Deutschland grundsätzlich straffrei. Es gibt aber Bestrebungen, hier zu weiteren gesetzlichen Regelungen zu kommen, um einen Wildwuchs zu vermeiden.

klären, die ein uns nahestehender Mensch oder eine Patientin haben mag, wird dies uns beide zurück in den gegenwärtigen Moment bringen. Ein offenes und ehrliches Gespräch schafft Entlastung. Es schafft Raum, und dadurch wird es einfacher, alle verfügbaren Ressourcen im Hier und Jetzt in den Blick zu bekommen und einen Plan in Bezug auf die nächsten Schritte zu entwerfen.

Bei all diesen Fragen ist es wichtig, sich stets die eigenen ethischen und spirituellen Grundsätze, die unsere Haltung und unser Handeln bestimmen, bewusst zu machen.

Ungeachtet dessen, mit welchen ethischen oder moralischen Dilemmata wir konfrontiert sind – am Ende hängt jegliches Handeln von unserer Motivation und unserem Mitgefühl ab. In Situationen, in denen unklar ist, welche Wünsche die betreffende Person hat oder wer die Entscheidungen trifft, kann es manchmal emotional hoch hergehen, vor allem wenn dabei auch familiäre Konflikte an die Oberfläche kommen. Halten Sie dann erst einmal inne und versuchen Sie den Standpunkt aller Beteiligten besser zu verstehen.

Weiter unten in diesem Kapitel beschreibe ich die Methode des Kreisgesprächs. Sie kann Ihnen dabei helfen, ein sicheres Forum für alle zu schaffen, um frei zu sprechen und gehört zu werden. Es gibt selten einfache Antworten. Letztendlich können wir nur auf das zurückgreifen, was uns in der jeweiligen Situation an Weisheit und Wissen zur Verfügung steht.

Sterbende sind besonders anfällig für Reue- und Schuldgefühle. Die Erfahrung von Krankheit, Altern, Sterben oder Trauer kann intensive Gefühle von Schuld, Wut oder Groll an die Oberfläche bringen. Unerledigte Angelegenheiten mit einem Familienmitglied, unausgesprochene oder unerledigte Dinge können ihr Herz schwer belasten. Wenn sterbende Menschen ihren emotionalen Schmerz annehmen und dann auch loslassen können, gewinnen sie ihren Seelenfrieden zurück und vermögen so endlich, die Last der an ihnen nagenden Schuldgefühle oder des ungelösten Zorns abzulegen. Ich erlebe oft, wie das Wissen um den nahenden Tod Menschen die notwendige Willenskraft verleihen kann, lang aufgeschobene Angelegenheiten zu regeln und Beziehungen zu klären. Es kann ihnen die Freiheit geben, Dinge zu äußern, die sie nie gewagt haben, laut auszusprechen. Wie eine Frau sagte: »Ich sterbe. Das macht es einfacher, meine Wahrheit zu sagen.«

Joe, ein Veteran, stammte aus einer Familie irischer Einwanderer. Er hatte ein schweres Leben hinter sich, einschließlich einer Suchtgeschichte und einer posttraumatischen Belastungsstörung aus dem Vietnamkrieg. Er hatte einen Sohn, der ihm viel bedeutete, doch er hatte dessen Mutter verlassen, als der Junge ein Teenager war, und seitdem war jeglicher Kontakt abgebrochen. Joe hatte sich immer schuldig gefühlt, weil er seinen Sohn zurückgelassen hatte. Fünf Jahre später, mit der Diagnose Krebs im Endstadium, sammelte er nun all seinen Mut zusammen und rief seinen Sohn an. Er hinterließ eine Nachricht auf dessen Mailbox, in der er sein Bedauern über sein damaliges Verhalten ausdrückte. Noch am selben Tag kam sein Sohn ihn besuchen. Als er sein Zimmer betrat, brach Joe in Tränen aus. Er hatte fast alle Hoffnung aufgegeben, dass er seinem Sohn, nach allem, was er getan hatte, noch etwas bedeutete.

> Meine Religion ist es, zu leben und zu sterben –
> ohne Bedauern.
>
> Milarepa

Vergebung anzubieten und anzunehmen ist alles andere als einfach. Manchmal kann sich der Schmerz des Vergebens stärker anfühlen als die ursprüngliche Handlung, die die Verletzung verursacht hat. Eine Bitte um Verzeihung oder Vergebung mag auch mit intensiven Gefühlen von Scham oder Schuld vermischt. sein. Dies gilt sowohl für die Person, die im Sterben liegt, als auch für die Menschen, die diese Person lieben und unterstützen. Vergebung anzunehmen bedeutet aber nicht, die schmerzhaften und schwierigen Dinge, die geschehen sind, zu leugnen, zu beschönigen oder verletzende Handlungen stillschweigend zu billigen oder zu entschuldigen. Es ist wichtig, einem sterbenden Menschen, der darum kämpft, in seinem Herzen Vergebung zu finden, entweder für sich selbst oder für andere, zu vermitteln, dass Vergebung bedeutet, die Person von ihren Handlungen abzutrennen. Wie Seine Heiligkeit der Dalai Lama betont hat: »Wenn Geduld mit der Fähigkeit verbunden ist, zwischen der Handlung und demjenigen, der sie getan hat, zu unterscheiden, entsteht Vergebung auf ganz natürliche Weise.«

Wie können Sie helfen?

- Hören Sie einem sterbenden Menschen von ganzem Herzen zu und erlauben Sie ihm, allem Ausdruck zu geben, was er in diesem Prozess durchlebt. Erinnern Sie ihn, nachdem er sein Bedauern ausgedrückt hat, sowohl an sein innewohnendes Gutsein, als auch daran, dass Vergebung immer möglich ist.
- Ermutigen Sie den sterbenden Menschen, wenn möglich, mit der Person zu sprechen, mit der noch Dinge unerledigt geblieben sind, und zwar auf ehrliche Weise und ohne Vorwürfe. Als Vorbereitung, können Sie ihn einladen, sich vorzustellen, und sei es nur für einen Moment, dass die andere Person wirklich offen und bereit ist, ihm jetzt zuzuhören. Falls ein direktes Gespräch nicht möglich ist, schlagen Sie ihm vor, eine Nachricht zu schreiben oder aufzunehmen.
- Erinnern Sie ihn daran, dass es in Ordnung ist, wenn es keine Lösung gibt. Das Wichtigste ist, dass er sich von seiner Last befreien kann und Frieden findet.
- Falls Sie als Angehöriger selbst noch unerledigte Geschäfte mit dem Sterbenden haben, nehmen Sie sich vor einem Besuch die Zeit, darüber nachzudenken, was Sie ihm wirklich sagen wollen. Überprüfen Sie Ihre Motivation und Ihre Haltung. Dies kann weiteres Leid vermeiden helfen. Wenn Sie vorab ein Gespräch mit einer dritten Person als unterstützend empfinden, sprechen Sie

> mit einem vertrauenswürdigen Freund oder suchen Sie die Unterstützung durch eine Therapeutin, um auf diese Weise Ihre Gedanken und Gefühle zu klären. Vielleicht finden Sie Schreiben kathartisch und klärend – dann tun Sie das. Jeder dieser Prozesse wird Sie dabei unterstützen, Ihre Last zu erleichtern und mit sich selbst ins Reine zu kommen, auch wenn die andere Person nicht bereit ist, über den Konflikt zu sprechen oder physisch oder mental nicht mehr in der Lage ist, zu reagieren.

Manchmal kommt die Lösung, an der wir vielleicht gemeinsam mit dem Sterbenden gearbeitet haben, nicht als das schöne und saubere Happy End daher, das wir uns gewünscht hätten. Eine Hospiz-Sozialarbeiterin erzählte die folgende Geschichte: Eine ältere Frau, die im Sterben lag, hatte seit fünfzehn Jahren nicht mehr mit ihrer Tochter gesprochen, obwohl die Tochter nur wenige Kilometer entfernt lebte. Die Sozialarbeiterin unterstützte ihre Idee, der Tochter einen Brief zu schreiben. Die Mutter schrieb, dass sie sich dem Ende ihres Lebens nähere und ihre Tochter ein letztes Mal sehen wolle. Sie bat ihre Tochter darin auch um Verzeihung für die Art und Weise, wie sie sie verletzt hatte. Nach Erhalt des Briefes suchte die Tochter ihre Mutter auf. Aber anstatt mit ihr zu sprechen und sich mit ihr zu versöhnen, schrie sie ihre Mutter anderthalb Stunden lang an und beschimpfte sie für all das Unrecht, das diese ihr angetan hatte. Als sie schließlich fertig war, drehte sie sich um und rauschte aus dem Zimmer. Die Sozialarbeiterin war über das Ergebnis entsetzt, doch die Mutter war überraschenderweise in Frieden mit der Situation. Sie hatte um Verzeihung gebeten und ihrer Tochter Vergebung angeboten – sie hatte alles getan, was sie konnte, und damit ihren Frieden gefunden. Der aufgebrachten Sozialarbeiterin sagte sie, dass die Tochter für ihre Reaktion selbst verantwortlich sei und sie akzeptieren könne, dass dies außerhalb ihrer Kontrolle lag.

Eine Herzenspraxis finden

Die meisten Menschen finden Trost und Zuspruch in Beziehungen mit anderen. Ob der sterbende Mensch nun viele gute oder vor allem herausfordernde oder nur wenige Beziehungen hat – eine Verbindung zu einer Herzenspraxis kann in jedem Fall trostreich sein.

Mit Herzenspraxis meine ich eine einfache, aber essentielle Meditation, ein ebensolches Gebet oder andere Formen spiritueller Praxis, welche die Kraft haben, den Menschen durch diese Zeit zu tragen und ihm das Gefühl von Verbundenheit, Geborgenheit und Zuversicht vermitteln. Wenn der sterbende Mensch bereits eine regelmäßige Meditations- oder Gebetspraxis hat, bestärken Sie ihn, diese weiterhin aufrechtzuerhalten, auch wenn es nur für kurze Momente am Tag möglich ist. Mit dem näherrückenden Tod werden die mentale und die physische Energie schwächer, also ist es am besten, wenn die spirituelle Praxis einfach ist. Jeder Mensch ist anders und hat seinen persönlichen Glauben, von daher gibt es auch keine einzige spirituelle Übung, die für alle gleichermaßen stimmig ist. Sie können dem sterbenden Menschen dabei helfen, sich mit einem Ritual oder Gebet aus seiner eigenen Tradition zu verbinden, sofern er eine hat. Andernfalls können Sie auch eine der in diesem Buch beschriebenen grundlegenden Praktiken mit ihm teilen. Schauen Sie, was Ihnen für den Betreffenden am angemessensten erscheint. Im achten Kapitel stelle ich die Essentielle Phowa-Praxis aus der tibetisch-buddhistischen Tradition vor. Meine eigene Erfahrung mit dieser Praxis hat mich gelehrt, dass sie für die unterschiedlichsten Menschen wirksam sein kann, auch für diejenigen, die bis dahin vielleicht gar nicht an Spiritualität interessiert waren.

Wie können Sie helfen?

- Ermutigen Sie den todkranken Menschen, sich auf eine Meditationsübung oder ein Gebet zu konzentrieren, zu der er die stärkste Herzensverbindung verspürt – eine Herzensübung, die für ihn alle anderen mitverkörpert.
- Inspirieren Sie ihn, mit seinem Geist und seinem Herzen in die friedliche und heilige Atmosphäre dieser Praxis einzutauchen und sich darin zu entspannen.
- Wenn die sterbende Person nicht mit meditativen oder spirituellen Übungen vertraut, aber offen ist, schauen Sie, ob es etwas anderes gibt, das ihr ein gewisses Maß an innerer Ruhe und Frieden schenken könnte, beispielsweise eine inspirierende Gedichtzeile oder die Wiederholung eines einfachen beruhigenden Satzes, einem Musikstück zu lauschen oder sich die Erinnerung an einen Moment tiefer Inspiration wachzurufen, ein schönes Bild oder den Himmel vor dem Fenster zu betrachten.

Die Geschichte meiner Freundin Joannie zeigt, dass auch Musik eine wichtige und hilfreiche spirituelle Praxis für jemanden am Ende des Lebens sein kann. Joannie war in ihrem Herzen eine herrlich unbeschwerte Hippiefrau geblieben. Klein, gebeugt, an mehreren Krankheiten leidend, hatte sie eine äußerst lebendige, junge Seele. Meine Freundinnen und ich haben sie oft geneckt, dass tief im Inneren ihres alten und gebrechlichen Körpers ein junges, freches Mädchen stecken würde. Eines Tages zog sie sich eine Infektion in ihrem Fuß zu, die sich schnell im Rest ihres Körpers ausbreitete. Sie hörte auf zu sprechen und verfiel in Bewusstlosigkeit. Die Prognose war nicht gut. Nach Tagen auf der Intensivstation und vielen Gesprächen mit allen, die sie mochten und liebten, beschlossen wir, sie gehen zu lassen. Sie war immer sehr klar darin gewesen, dass sie am Ende keinerlei lebenserhaltende Maßnahmen wollte. Die Ärzte nahmen sie von den Maschinen ab, und die Krankenschwester rollte ein zusätzliches Bett in ihr Zimmer, damit wir über Nacht bleiben konnten. Über die nächsten zwei Tage saßen ihre Freundinnen und Freunde, ihre Familie und ich abwechselnd an ihrem Bett, und wir tauschten dabei auch Erinnerungen aus ihrem langen, reichen und verrückten Leben aus. Wir stellten kleine Lautsprecher ans Kopfende ihres Bettes, damit sie ihre Lieblingsmantras, ihre Musik aus den 60er und 70er Jahren und heißgeliebte Jazzstücke hören konnte. In der Nacht vor ihrem Tod versammelten wir uns alle um ihr Bett und verabschiedeten uns. Es gab Gelächter und Tränen, und dann standen wir still um sie herum, ein letztes Mal alle zusammen. Sie war bewusstlos, und als wir uns langsam anschickten, ihr Zimmer zu verlassen, ertönte aus heiterem Himmel auf einmal ein Song. Beim Anziehen seiner Jacke hatte mein Mann versehentlich auf die Musik-App seines Smartphones gedrückt. Es erklang ihr Lieblingssong von Santana, eine Version von »Stairway to Heaven«, dem Lied, mit dem sie viele Jahre lang jede Nacht eingeschlafen war. Joannie starb einige Stunden später friedlich bei Tagesanbruch.

Familienmitglieder, Freunde und Freundinnen begleiten

Der Tod berührt nicht allein die sterbende Person, sondern auch ihr gesamtes Umfeld. Manchmal braucht auch ein trauernder Verwandter oder eine verzweifelte Freundin Aufmerksamkeit und liebevolle Begleitung. Falls Sie ein Familienmitglied oder eine Freundin sind, die nicht zum inneren Kreis der Begleitenden gehört, können Sie für pflegende Angehörige und andere Menschen im direkten Umfeld des Sterbenden eine große Stütze sein. Mit unserer Fürsorge für trauernde, sich hilflos oder überfordert fühlende Angehörige und geliebte Menschen unterstützen wir immer auch den sterbenden Menschen selbst. Er muss sich um eine Sache weniger sorgen.

Das Sterben eines Familienmitglieds kann eine starke Dynamik im Familiensystem auslösen, besonders wenn sich alle unter Druck fühlen. Alte Verletzungen können aufbrechen, Familienmitglieder beginnen sich, offen oder hinter vorgehaltener Hand, kritisch übereinander zu äußern, weil der oder die andere sich zu wenig oder zu viel eingemischt hat oder keinerlei Emotionen zeigt oder zu emotionsgeladen regiert, oder sie beschuldigen einander, zu sehr geklammert oder sich nicht genug gekümmert zu haben. Unterstellungen, Erwartungen oder Anschuldigungen dieser Art blockieren die Kommunikation und stehen dann einer echten Verbindung untereinander und mit dem sterbenden Menschen im Wege. Sie beeinflussen die Betreuung und Begleitung und behindern den Prozess fundierter und respektvoller Entscheidungsfindungen. Auch hier ist das Wichtigste, allen Beteiligten zuzuhören und sie zu unterstützen, einander offen zuzuhören, um eine gemeinsame Basis zu finden.

Wie können Sie Familienmitgliedern oder Freundinnen und Freunden in Not helfen?

- Bieten Sie der betreffenden Person, die verzweifelt und voller Kummer ist, die Möglichkeit, darüber zu reden, und geben Sie ihr die Zeit, die sie dafür braucht. Ziehen Sie sich dafür am besten in einen separaten Raum zurück, entfernt von den anderen Familienmitgliedern und dem oder der Sterbenden.
- Vermitteln Sie ihr, dass ihre Trauer oder ihr Gefühl der Erschütterung eine normale Reaktion auf den Verlust eines ihr lieben Menschen ist. Fragen Sie sie, ob sie mit dem Sterbenden noch etwas zu klären hat oder ihm etwas mitteilen möchte.
- Bieten Sie ihr an, vorab einmal probeweise zu erzählen, was ihr auf dem Herzen liegt und sie dem Sterbenden mitteilen möchte, wobei Sie die Rolle des Sterbenden übernehmen. Dies könnte der betreffenden Person helfen, das auszudrücken, was ihr auf der Seele liegt, ohne es emotional zu stark aufzuladen. Ermutigen Sie sie, sich die Zeit

und den Raum dafür zu nehmen, die starken Emotionen zu beruhigen, bevor sie mit anderen Familienmitgliedern in Kontakt tritt oder die Sterbende sieht.

- Möglicherweise ist ein Familientreffen sinnvoll. Ein »Kreisgespräch« kann eine sehr effektive Möglichkeit sein, ein solches Treffen zu strukturieren. Es schafft ein sicheres Umfeld, da jede Person die Zeit und den Raum hat, frei auszudrücken, was sie denkt und empfindet, ohne unterbrochen zu werden. Die Palliativmedizinerin Ann Allegre teilte einer Gruppe Kollegen und Kolleginnen mit den folgenden Worten mit, wie kraftvoll ein solches Kreisgespräch sein kann: »Während sich eine ausgezeichnete Chirurgin auf ihre hervorragenden chirurgischen Instrumente verlässt, verlasse ich mich auf das Kreisgespräch als mein effektivstes Instrument zur Unterstützung sterbender Menschen und ihrer Familien.« In einem solchen Kreisgespräch werden alle Beteiligten eingeladen, gemeinsam in einem Kreis zu sitzen, schweigend einander zuzuhören, aus ihrem Herzen heraus zu sprechen, wenn sie an der Reihe sind, und auf diese Weise einen respektvollen Raum füreinander zu schaffen. Alles Mitgeteilte bleibt vertraulich. Die moderierende Person bietet einen zeitlichen Rahmen an und hat einen »Redestab«, einen kleinen Stock oder einen Stein, der von Person zu Person wandert und anzeigt, wer gerade an der Reihe ist. Nur die Person mit dem Redestab hat die Erlaubnis zu sprechen. In einem traditionellen Kreisgespräch geht der Redestab so lange herum, bis alle die Möglichkeit hatten, wirklich das auszudrücken, was für sie wesentlich ist.

Wie man ein Kind unterstützt, wenn ein geliebter Mensch im Sterben liegt

Der beste Ratschlag für ein Gespräch mit einem Kind, wenn jemand stirbt – zum Beispiel die Großmutter oder der Großvater –, ist, sensibel zu sein, aber die Wahrheit zu sagen. Wir meinen vielleicht, dass wir Kinder vor Sterben und Tod schützen, wenn wir nicht darüber reden. Ich habe jedoch die Erfahrung gemacht, dass dies nicht der Fall ist. Ein Kind merkt, dass etwas nicht stimmt, und versteht nicht, warum es beispielsweise aus dem Zimmer geschoben wird oder warum wir weinen. Kinder sollten nicht in dem Glauben aufwachsen, der Tod sei etwas Unheimliches oder Erschreckendes, also bereiten wir ein Kind darauf vor, wenn jemand, den es kennt und liebt, schwer erkrankt. Je nach Alter wissen auch Kinder schon um den Tod und nehmen ihn wahr: tote Insekten auf der Veranda, ein geliebtes Kaninchen, das stirbt, der Tod ihrer Lieblings-Cartoonfigur oder die vielen Todesfälle im Fernsehen. Kleine Kinder verstehen noch nicht, dass der Tod unumkehrbar ist: »Die Oma kommt doch zu meinem Geburtstag zurück, oder?« Seien Sie für ein Kind und sein gutes Herz ganz und gar da und so liebevoll wie für die im Sterben liegende Person.

Bieten Sie Kindern kreative Möglichkeiten an, wie sie am Leben des sterbenden Menschen und anderer Familienangehöriger teilnehmen können. Dazu mag gehören, dass Sie bewusst Zeit mit ihnen verbringen, Bilder malen oder Briefe schreiben, gemeinsam Geschichten lesen oder anderes tun, was Verbundenheit fördert. Beantworten Sie ehrlich und kindgemäß alle ihre Fragen, um ihnen zu helfen, die eigenen Erfahrungen zu verstehen.

Überlassen Sie Kindern die Wahl, ob sie jemanden besuchen möchten, der im Sterben liegt, oder nicht. Wenn sie zögern, finden Sie die Gründe dafür heraus. Meine Urgroßmutter lag im Sterben, als ich Jugendliche war. Ihre gelbliche Hautfarbe, ihr eingesunkenes Gesicht und der seltsame Körpergeruch machten mir Angst. Ich ekelte mich vor ihr, fühlte mich beschämt und war verwirrt. Ich suchte nach allen nur erdenklichen Ausreden, um sie nicht besuchen zu müssen. Meine Großmutter, ihre Tochter, merkte, dass etwas nicht stimmte. Sie setzte sich zu mir und versicherte mir, dass es in Ordnung sei, meine Urgroßmutter nicht zu besuchen, wenn ich das nicht tun wolle. Sie versicherte mir auch, dass meine Urgroßmutter wisse, dass ich sie liebe. Ich erinnere mich noch daran, wie erleichtert ich war, nicht ausgeschimpft zu werden oder aus lauter Schuldgefühlen doch hingehen zu müssen. Kinder können sterbenden Menschen durch ihr Dasein sehr viel Liebe zeigen, aber sie können es auch auf ganz andere Weise tun, wenn sie sich dabei wohler fühlen.

Kinder glauben oft, dass sie in irgendeiner Weise für den Tod des Menschen verantwortlich sind. Wir sollten ihnen versichern, dass es nicht ihre Schuld ist, sondern Teil des natürlichen Lebensprozesses. Diese Art von Gespräch mit einem Kind ist nicht immer leicht und kann uns zurück in eine schmerzhafte Zeit in unserer eigenen Kindheit oder Jugend katapultieren, als wir selbst jemanden verloren haben. Seien Sie ehrlich und offen, wenn Sie nicht alle Fragen des Kindes beantworten können. Sagen Sie ruhig einmal: »Das weiß ich nicht.« Kinder sind durchaus belastbar, und wenn sie wissen und spüren, dass sie unterstützt und geliebt werden, wird das einen wichtigen positiven Einfluss darauf haben, wie sie als Erwachsene an das Leben, den Tod und das Sterben herangehen. Durch unser Handeln leben wir Kindern vor, wie sie sich Sterbenden und Hinterbliebenen zuwenden, wie sie dem Sterben und dem Tod furchtlos begegnen können, und helfen ihnen so letztendlich, sich später ihrer eigenen Endlichkeit zu stellen. Wenn wir als Erwachsene das Sterben und den Tod als einen natürlichen Prozess betrachten, werden Kinder es auch tun. Wenn wir ihnen erlauben und ermöglichen, auch in dieser schweren Situation Kinder zu sein, kann ihre Verspieltheit und Freude in einer Familie viel Heilung bewirken.

Letzten Sommer verbrachte ich einige Wochen in Sukhavati, dem ersten buddhistischen Zentrum für Spiritual Care in Deutschland. Nur eine Stunde außerhalb von Berlin gelegen, kann man dort den Blick auf einen weitläufigen See und den für diese Region typischen hellblauen Himmel genießen. Offen für alle Menschen, bietet Sukhavati Raum für Heilung und Gemeinschaft und ein Umfeld für schwerkranke Menschen mit ihren Familien, entweder für einen kurzen Aufenthalt oder um dort ihr Leben zu beenden. Herr Hans, ein Vater von zwei jungen Mädchen, hatte seit einigen Jahren ALS. Jetzt war er im letzten Stadium der Krankheit in seinem Körper eingeschlossen und brauchte eine 24-Stunden-Betreuung. Seine Frau kam fast jeden Tag mit den Mädchen zu Besuch. Diese spielten meist draußen im Garten und bewegten sich mit einer ansteckenden Unbefangenheit und Natürlichkeit auf dem Gelände und durch das Haus, die jedem ein Lächeln ins Gesicht zauberte. Als Herr Hans starb, wurde sein Körper auf Wunsch seiner Frau in einem offenen Sarg im Schreinraum aufgebahrt. Während Familie und Freunde sich verabschiedeten und der evangelische Pfarrer, dem er nahegestanden hatte, einen kurzen Gottesdienst leitete, spielten seine Töchter neben dem Sarg. Am Ende des Gottesdienstes legte jeder Besucher die im Garten gesammelten Blumen auf seinen Leichnam. Die Mädchen hatten zwei helle Sonnenblumen ausgewählt. Sie legten sie auf die Brust ihres Vaters, und dann tanzten sie, wie lichterfüllte Feen, um ihre Mutter herum. Der Tod war sichtbar, ohne dass er erschreckend war. Es gab Tränen, aber das Leben ging weiter, beschwingt und lebhaft.

Im Folgenden sind einige Ratschläge wie sie als Elternteil oder nahestehende Person auf ein Kind eingehen können.

Wie können Sie helfen?

- Verwenden Sie einfache, klare Worte, die dem Alter und den Erfahrungen des Kindes entsprechen. Seien Sie sachlich: »Opa liegt im Sterben.«
- Verwenden Sie Beispiele aus der Natur wie den Jahreszeitenwechsel, um zu zeigen, dass der Tod ein natürlicher Prozess ist.
- Orientieren Sie sich an den Fragen der Kinder. Geben Sie ihnen nur die Informationen, die sie im Moment benötigen. Machen Sie immer wieder Pausen, um zu sehen, wie sie reagieren, bevor Sie mehr sagen. Wenn die Kinder keine Fragen stellen, könnten Sie nachfragen, ob sie wel-

che haben. Dies kann Traurigkeit hervorrufen, da Kinder dazu neigen, mehr zu fühlen als zu denken. Dann seien Sie einfach für sie da in ihrem Kummer, ihren Sorgen oder ihren Ängsten. Wenn die Kinder keine Fragen haben, es ihnen gutzugehen scheint und sie einfach lieber spielen wollen, dann lassen Sie sie. Vielleicht benötigen sie Zeit, um alles erst einmal allein und auf ihre eigene Weise zu verarbeiten.

- Da gerade kleinere Kinder vielleicht noch nicht die Fähigkeit haben, ihre Gefühle in Worte zu fassen, ermutigen Sie sie, ihre innere Welt durch Malen, Musik oder Tanz mitzuteilen. Die Neugierde, Offenheit und Unschuld eines Kindes kann einen sanften Liebreiz und eine Leichtigkeit in den Schmerz des Sterbens bringen. Das mag auch uns daran erinnern, uns zu entschleunigen und mehr in der Gegenwart zu sein.
- Ermutigen Sie das Kind, etwas Positives für den sterbenden Menschen zu tun. Dann vermag es zu spüren, dass es wirklich helfen kann.
- Bereiten Sie das Kind darauf vor, wie es ist, mit jemandem zusammen zu sein, der im Sterben liegt: Erzählen Sie ihm zum Beispiel, dass der oder die Sterbende schwächer wird, mehr schläft, nicht mehr essen oder trinken muss, anders atmet, und dass dies ganz natürlich ist. Überprüfen Sie, wie viele Informationen das Kind benötigt, und achten Sie darauf, wie viel es verarbeiten kann. Bitten Sie das Hospiz- oder das medizinische Pflegeteam, Ihnen bei Ihren Erklärungen zu helfen.
- Normalisieren Sie die Situation. Fragen Sie das Kind, ob es

an Opas Bett sitzen und seine Hand halten, auf der Couch neben ihm schlafen, für ihn etwas singen oder ihm eine Weile vorlesen möchte. Bitten Sie es um Hilfe, den Menschen, die vielleicht zu Besuch kommen, etwas zu essen oder zu trinken zu geben, oder den Hund auszuführen.
- Nach dem Eintritt des Todes sollten Sie darauf achten, dass Sie dem Kind besondere Aufmerksamkeit und Zuneigung schenken.

Es ist heilsam und tröstend für ein Kind zu wissen, dass der verstorbene Mensch zwar nicht mehr in seinem Leben, dessen Liebe aber immer noch bei ihm ist. Eine Hospizschwester war Zeugin der folgenden, zutiefst bewegenden Szene. Ein an Lungenkrebs sterbender Vater rief seinen kleinen weinenden Sohn an sein Bett und deutete mit dem Finger auf die Brust seines Sohnes. »Ich bin da drin, weißt du.« Der Junge schluchzte. Daraufhin legte der Vater sanft seine Hand auf die Brust des Jungen. »Ich werde immer da sein, bei dir, genau hier«, sagte er und drückte dabei behutsam seine große Hand auf das Herz des Jungen. Der Junge hörte auf zu schluchzen und wurde ganz still. Sein Vater ließ seine Hand auf der Brust des Jungen ruhen. Nach einer Weile erblühte ein Lächeln auf dessen Gesicht. Er hatte verstanden.

Für diese tieferen Aspekte des Begleitens Sorge zu tragen ist zweifellos eine herausfordernde, aber gleichzeitig auch unendlich wertvolle Aufgabe: sich anhaltend darum zu bemühen, den sterbenden Menschen vor dem Hintergrund seines gelebten Lebens, seiner Werte und seiner Geschichte zu sehen; dazu beizutragen, noch unerledigte Angelegenheiten zu klären; für ein trauerndes Familienmitglied, eine Freundin oder ein Kind da zu sein. Unser Engagement und Bemühen werden nicht immer von Erfolg gekrönt sein. Das ist wahr. In den Momenten, in denen ich meinte, versagt zu haben und zu wenig bewusst gewesen zu sein, hat es mir geholfen, mich daran zu erinnern, dass wir nie wirklich um die tiefere Wirkung unserer Fürsorge wissen können. Ich glaube, wenn wir uns ernsthaft und einfühlsam um die tieferen Aspekte eines Menschenlebens kümmern, unabhängig davon, ob wir Resultate sehen oder nicht, ist das an sich schon ein ehrlicher und schöner Ausdruck, das Leben und die einzigartige Reise eines Menschen zu würdigen.

In der Begleitung eines Menschen sollten wir aber auch daran denken, uns selbst in den Kreis der Fürsorge einzubeziehen.

6

Selbstfürsorge

Selbstfürsorge ist kein Luxus. Sie ist nicht egoistisch. Sie ist ein Muss. Wenn Sie sich um einen geliebten Menschen kümmern, werden Sie sich in vielen Rollen wiederfinden – als Betreuer, Partnerin, Vertrauter, medizinische Beraterin, Ratgeber, Putzfrau, Chauffeur, Sekretärin, Einkäufer, Köchin, um nur einige zu nennen. Wenn Sie beruflich für andere sorgen und Sie sich gleichzeitig zu Hause um ein Kind, einen kranken Partner oder einen älteren Elternteil kümmern, dann sind Sie gleich doppelt in der Pflicht! Möglicherweise befinden Sie sich in einer »Sandwich-Position« und kümmern sich gleichzeitig um die jüngere und die ältere Generation. Da brauchen Sie die Ausdauer einer Langstreckenläuferin. Mit einer leeren Kanne kann man keine Blumen gießen, und wenn Sie irgendwann das Gefühl haben, mit Ihrer Geduld am Ende zu sein und jeglichen Sinn für Perspektive, Großherzigkeit und Humor verloren zu haben, dann sind das ernstzunehmende Warnzeichen, dass Sie über Ihre Grenzen gegangen sind und jetzt erst einmal eine Pause einlegen, atmen und für sich selbst Sorge tragen müssen.

> Die Fürsorge für andere erfordert die Fürsorge für sich selbst.
>
> Der Dalai Lama

> Seid freundlich zu euch selbst, während ihr diese Reise fortsetzt. Diese Freundlichkeit selbst ist ein Mittel, um den Funken der Liebe in euch zu erwecken und anderen zu helfen, diesen Funken in sich selbst zu entdecken.
>
> Tsoknyi Rinpoche

Gehen Sie freundlich mit sich selbst um

Mitgefühl ist unsere natürliche menschliche Antwort auf das Miterleben und die Erfahrung von Leiden. Unser Herz öffnet sich für den, der leidet, und wir wollen sein Leiden lindern. Unser Mitgefühl ist jedoch nicht nur anderen vorbehalten. Es beginnt, wenn wir in der Lage sind, die gleiche Freundlichkeit, Wärme und das gleiche Verständnis, das wir so bereitwillig denjenigen anbieten, an denen uns etwas liegt oder um die wir uns kümmern, auch uns selbst zu schenken.

In einem Gespräch mit Pflegekräften sagte der Neuropsychologe Rick Hanson treffend, dass »Selbstmitgefühl Mitgefühl für die Person bedeutet, die unser Namensschild trägt«. Wenn wir freundlich zu uns selbst sind, beseitigen wir das Leid und die Unfreundlichkeit in uns, und das wiederum erlaubt uns, wirklich für andere da zu sein. Neuere Forschungen der Professorin für Psychologie und Persönlichkeitsentwicklung Kristin Neff und anderer zeigen, dass Selbstmitgefühl uns nicht nur hilft, in schwierigen Zeiten Chaos, Aufruhr und Stress zu überstehen und gut zu bewältigen, sondern dass wir uns darüber hinaus trotz all dessen unser Wohlergehen erhalten können. Freundlichkeit oder Güte uns selbst gegenüber stärkt unsere Resilienz und trägt dazu bei, dass es uns trotz all der Widrigkeiten, mit denen wir konfrontiert sein mögen, gutgehen kann und wir daran sogar wachsen können.

Güte

Bevor du weißt, was Güte wirklich ist,
musst du Dinge verlieren,
spüren, wie die Zukunft sich in einem Moment auflöst,
wie Salz in einer dünnen Brühe.
Was du in der Hand gehalten hast,
was du gezählt und sorgsam aufgespart,
all das muss gehen, damit du weißt,
wie trostlos die Landschaft sein kann
zwischen den Orten der Güte.
Wie du fährst und fährst
und denkst, der Bus wird niemals halten,
und die Passagiere, Mais und Hühnchen essend,
werden für immer aus dem Fenster starren.

Bevor du die zärtliche Schwerkraft der Güte begreifst,
musst du dorthin reisen, wo der Indianer in einem weißen
    Poncho
tot am Straßenrand liegt.
Du musst verstehen, das hättest du sein können,
so wie auch er jemand war,
der durch die Nacht reiste, mit Plänen
und nichts als dem Atem, der ihn am Leben hielt.

Bevor du Güte im Inneren als das Tiefste erkennst,
musst du Kummer als das andere Tiefste erkennen.
Du musst aufwachen mit Kummer.
Du musst mit ihm sprechen, bis deine Stimme
den Faden allen Kummers aufnimmt
und du die Größe des Tuches siehst.
Dann ist Güte das Einzige, was noch sinnvoll erscheint,
nur Güte, die deine Schuhe zubindet,
und dich hinausschickt in den Tag,
um Brot zu kaufen,
nur Güte, die ihren Kopf hebt.
aus dem Gedränge der Welt, um zu sagen:
Ich bin es, wonach du gesucht hast,
und die dich dann überallhin begleitet,
wie ein Schatten oder eine Freundin.

Naomi Shihab Nye

Die Begriffe *Empathie* und *Mitgefühl* werden oft als Synonyme verwendet, aber es ist besonders als Begleitende nützlich zu verstehen, dass es einen entscheidenden Unterschied zwischen beiden gibt.

Empathie ist die Fähigkeit, mit den Gefühlen anderer in Resonanz zu treten. Sie ist sozusagen der Vorläufer des Mitgefühls. Wenn wir uns in den Schmerz einer anderen Person einfühlen, spüren wir buchstäblich ihren Schmerz. Wie jüngste neurowissenschaftliche Forschung zeigt, gilt auch dieses Erleben als eine echte Leiderfahrung.[3] Im Laufe der Zeit kann diese Art von empathischem Leid zu einem Burnout führen, und das ist etwas, worauf wir ganz besonders achten sollten. Wenn wir in unserer eigenen emotionalen Resonanz mit dem Schmerz und dem Leid eines anderen gefangen sind und so über längere Zeit tiefem Leid, Schmerz oder Traumata ausgesetzt sind, führt dies unweigerlich zum Verlust unseres eigenen Wohlbefindens.

Mitgefühl ist die warmherzige Antwort auf das Leiden, aber im Gegensatz zur Empathie ist es mit einem starken Gefühl von Verantwortung und altruistischer Liebe verbunden und zugleich mit einer kognitiven Komponente. Wir bleiben nicht nur auf der Ebene emotionaler Resonanz stehen, sondern wir werden aktiv, um das Leid des anderen aufzulösen. Dies tun wir mit Herz und Verstand oder klarem Denkvermögen, ohne dabei die Leiderfahrung des betreffenden Menschen mit unserer eigenen zu vermischen. Mitgefühl ist wesentlich bei der Pflege und Begleitung. Es senkt unser Stressniveau und beruhigt unseren Körper. Es hilft uns, unsere Mitte wiederzufinden, wenn wir unser Gleichgewicht verloren haben. Im weiten Raum des Mitgefühls gibt es mehr Klarheit und größere Einsicht. Die Klarheit des Mitgefühls und die mit dem Mitgefühl einhergehende Weisheit zeigen uns, was in schwierigen Situationen wirklich nottut.

Ich höre oft die Sorge, dass wir durch mitfühlendes Han-

3 Richard, M., Ricard, M., Singer T. & Karius K., *Die Macht der Fürsorge: Für eine gemeinsame Zukunft. Wissenschaft und Buddhismus im Dialog mit dem Dalai Lama.* München: Knaur Verlag 2019.
Singer, T. & Bolz, M., *Mitgefühl in Alltag und Forschung.* Max-Planck-Gesellschaft 2013. E-Book unter compassion-training.org.

deln zum Fußabtreter werden. Dem liegt aber eine falsch verstandene Sicht der wahren Natur des Mitgefühls zugrunde. Mitgefühl kann sowohl zart als auch resolut, sanft als auch kraftvoll sein. Mitgefühl verhindert, dass wir uns zu sehr in den Schmerz und das Leid eines anderen Menschen verstricken und uns damit überidentifizieren, dass wir anfällig für Erschöpfungszustände und Negativität werden. Wir können den Unterschied zwischen unseren und den Gefühlen einer anderen Person erkennen, ohne gleichgültig zu werden.

Eine mitfühlend weise Einstellung hilft uns, unsere körperlichen, emotionalen und mentalen Grenzen besser zu akzeptieren. Wir verstehen, dass es vielleicht tiefere Schichten und Ursachen für das Leiden einer Person gibt, die wir nie berühren und nie lindern können, so sehr wir es auch versuchen. Anstatt uns von dieser harten Realität des Leidens entmutigt oder deprimiert zu fühlen, stärkt das Mitgefühl unser Herz und fördert couragierte Entschlossenheit.

Die Forschung zeigt auch, dass empathisches Leid und die damit einhergehenden Empfindungen wie Angst, lähmende Hilflosigkeit und Entmutigung durch die Entwicklung von Mitgefühl positiv verändert werden können. Bei der Meditation über Mitgefühl bleiben insbesondere Gehirnbereiche, die mit negativen Empfindungen und Hilflosigkeit verbunden sind, inaktiv, während mit positiven Gefühlen wie zum Beispiel Mutterliebe, Zuwendung und Verbundenheit assoziierte Bereiche aktiv werden.[4]

4 Matthieu Ricard, *Allumfassende Nächstenliebe: Altruismus – Die Antwort auf die Herausforderungen unserer Zeit*, Hamburg: Edition Blumenau 2016.

Es scheint, dass nicht das Mitgefühl uns ermüdet oder erschöpft, sondern die Empathie. Empathie kann zu negativen Geisteszuständen führen, während Mitgefühl positive Geisteszustände erzeugt. Die Kraft des Mitgefühls kann verhindern, dass sich empathisches Sorgen in empathisches Leid verwandelt.

Was also gemeinhin als »Mitgefühlserschöpfung«, Burnout oder Sekundäre Traumatisierung bezeichnet und manchmal auch »der Preis der Fürsorge« genannt wird – und das beinhaltet Symptome körperlicher und emotionaler Erschöpfung sowie eine tiefgreifende Abnahme der Fähigkeit zur Empathie –, kann tatsächlich eine Ermüdung der Empathie und nicht des Mitgefühls sein.

Ohne Empathie könnten wir das Leiden nicht spüren, wir wüssten gar nicht, wie sich jemand anderes fühlt. Wir brauchen Empathie, um das Mitgefühl anzukurbeln, aber die Empathie muss von der Weisheit, der warmherzigen Zärtlichkeit und der Kraft des Mitgefühls gehalten werden.

Kultivieren wir das Mitgefühl – zum Beispiel mit Unterstützung der in diesem Buch beschriebenen Übungen –, stärken wir aktiv ein wirksames Mittel gegen den Stress, den Pflege und fürsorgliche Begleitung oft mit sich bringen.

> Wenn ein warmes, zärtliches Herz nicht im Mittelpunkt unseres Mitgefühls steht, dann kann sich unser Verantwortungsgefühl eher wie eine Last anfühlen, die uns herunterzieht, ohne jemandem zu nützen.
>
> Dzigar Kongtrul Rinpoche

Es ist ein Lernprozess, mit Besonnenheit und einer gewissen Demut immer wieder zu schauen, wo wir persönlich stehen, das heißt, ein Bewusstsein für unsere Stärken und Grenzen zu entwickeln. Wir müssen realistisch sein in dem, was wir anbieten oder tun können, und gleichzeitig mitfühlend, sanft und geschickt an dem arbeiten, was wir noch zu lernen und zu verstehen haben. Wenn wir uns um andere kümmern, werden wir möglicherweise erkennen müssen, wie wir wieder und wieder, entgegen unseren besten Absichten, denselben gewohnten Handlungsmustern und Dynamiken folgen. Vielleicht tendieren wir dazu, uns in unserem Engagement stetig selbst zu überfordern, quälen uns immer wieder damit herum, auch einmal nein zu sagen, glauben, wir müssten in der Lage sein, alles alleine zu stemmen, oder sind in unserer doch gutgemeinten Fürsorge eher übergriffig. Bitte verlieren Sie nicht den Mut! Sich selbst zu verändern ist ein Prozess, der Zeit und, ja, viel Geduld erfordert. Vom Verstand her wissen wir das alles gut, aber es ist oft schwer, das umzusetzen, nicht wahr? Ich schätze die folgende Geschichte, die die schrittweise Arbeit mit unseren Gewohnheiten und deren Veränderung beschreibt:

> Wir gehen am Montag eine Straße entlang. Vor uns tut sich plötzlich ein tiefes Loch auf. Wir fallen rein. Wir fühlen uns verloren und ein wenig dämlich, aber trösten uns damit, dass es nicht unsere Schuld ist. Nach einigen vergeblichen Versuchen schaffen wir es schließlich, wieder rauszuklettern. Am nächsten Tag, Dienstag, gehen wir dieselbe Straße entlang. Das Loch ist immer noch da, wir schauen aber lieber weg

und fallen wieder rein. Wir nehmen an, dies müsse ein neues Loch sein, und geben anderen die Schuld. Nach einer guten Weile schaffen wir es, wieder rauszukommen. Am Mittwoch sehen wir das Loch, doch aus Gewohnheit fallen wir erneut rein. Es ist uns klar, dass es dasselbe Loch und damit unsere Schuld ist, und wir klettern wieder raus. Am Donnerstag laufen wir dieselbe Straße entlang. Wir schaffen es, einen großen Bogen um das Loch zu machen. Am Freitag entscheiden wir uns schließlich, eine andere Straße entlangzugehen.

Auch wenn wir noch daran arbeiten, unsere Gewohnheiten zu verstehen und zu ändern, sollten wir wissen, dass wir einem anderen Menschen am Ende seines Lebens von großem Nutzen sein und ihm liebevollen Beistand bieten können, allein schon dadurch, dass wir sind, wie wir sind. Beziehen Sie auch sich selbst in Ihr Mitgefühl ein. Rufen Sie sich in Erinnerung, dass das, was Sie tun, nicht immer leicht ist, Sie aber Ihr Bestes geben.

Wie weit ich
von mir abgekommen bin.

Ich werde mich häuten
und mir ein dünneres Fell
besorgen müssen,

mich nicht mehr
einlullen lassen
in falsche Sicherheiten
und mir nie mehr vorgaukeln,

man könne alles,
wenn man nur wolle.

Andrea Maria Keller

Wenn möglich, nehmen Sie sich die Zeit für Dinge, die Ihnen guttun, wie zum Beispiel ein Spaziergang in der Natur, ein Gespräch mit einer Freundin, Lesen, Sport, Yoga oder andere Körperübungen. Haben Sie dafür keine Zeit, können Sie immer noch freundlich zu sich selbst sein und sich das Mitgefühl schenken, das Sie im Moment brauchen. Es ist immer möglich, Freundlichkeit oder Güte im gegenwärtigen Moment zu praktizieren. Güte begleitet Sie dann überallhin wie eine gute Freundin oder ein naher Freund.

Liebende Güte für sich selbst

Halten Sie inne, atmen Sie, spüren Sie Ihren Körper und die Wärme in der Herzgegend und seien Sie einfach gewahr.

Schon dieser kurze Moment kann sich wie eine kleine Pause anfühlen.

Wenn Sie sich traurig, müde oder erschöpft fühlen, senden Sie Ihrem ganzen Wesen liebende Güte. Wenn Sie mögen, wiederholen Sie still diese einfachen, aber wirkungsvollen Sätze:

Möge ich glücklich sein.
Möge es mir wohlergehen.
Möge ich mich sicher und geborgen fühlen.
Möge ich in Frieden sein.

Wenn Sie nicht wissen, wie Sie einem anderen Menschen helfen können, und Sie das bekümmert, stellen Sie sich vor, ihm von ganzem Herzen liebende Güte zu senden.

Mögest du glücklich sein.
Möge es dir wohlergehen.
Mögest du dich sicher und und geborgen fühlen.
Mögest du in Frieden sein.

Der Trauer Raum geben

Trauer beginnt nicht erst, wenn der oder die Sterbende von uns gegangen ist. Sie beginnt oft mit der Diagnose einer unheilbaren Krankheit. Wir trauern um das Leben, das wir kannten, und um den Verlust einer Zukunft, die nie sein wird. Wir beginnen uns vorzustellen, wie das Leben ohne den geliebten Menschen aussehen wird. Das nennt man »antizipierende Trauer« und sie ist ein weiterer wichtiger Grund, warum wir besonders freundlich und großherzig zu uns selbst sein sollten. Während dieser Zeit können wir Traurigkeit erleben, oft in Tränen ausbrechen, uns ängstlich oder deprimiert, einsam, schuldig, wütend oder müde fühlen. Möglicherweise fühlen wir uns emotional auch wie betäubt, können uns nur schwer konzentrieren und werden vergesslich.

Trennung

Deine Abwesenheit ist durch mich hindurchgegangen
wie ein Faden durch eine Nadel.
Alles, was ich tue, ist mit seiner Farbe vernäht.

W. S. Merwin

Nicht nur die Menschen, die dem oder der Sterbenden am nächsten stehen, durchleben diese Gefühle. Versuchen Sie, diese Gefühle als natürlichen Teil des Prozesses zu sehen. Sorgen Sie für eine gute Ernährung und ausreichend Schlaf und suchen Sie sich jemanden, dem Sie Ihre Gedanken und Gefühle mitteilen können, sei es eine Freundin, einen Mentor, eine Therapeutin oder einen spirituellen Lehrer. Und dehnen Sie das Mitgefühl auch weiterhin auf sich selbst aus.

Die folgende Praxis kann Ihnen Trost bieten, wenn Sie sich allein fühlen und Ihnen das Herz schwer ist. Sie eignet sich gut, wenn Sie nur wenige Augenblicke Zeit für eine Kontemplation haben. Sie können aber auch längere Zeit damit sitzen und das liebevolle Mitgefühl so auf sich selbst ausdehnen, wie Sie andere darin einschließen.

Sich selbst ein Freund/eine Freundin sein

Ruhen Sie für einige Momente in stiller Meditation, bevor Sie beginnen.

Dann lassen Sie das warme Licht des Mitgefühls auf sich selbst scheinen.

Stellen Sie sich vor, Sie nehmen sich selbst in den Arm, wie ein wahrer Freund, eine gute Freundin es tun würde. Sie oder er ist einfach da, voller Liebe und Mitgefühl.

Öffnen Sie Ihr Herz für sich selbst, und, wie ein guter Freund oder eine vertraute Freundin, seien Sie einfach mit dem, was immer Sie belastet ohne es zu bewerten. Verbinden Sie sich mit dem warmen, liebevollen, entspannten Teil Ihrer selbst. Stellen Sie sich dann vor, dass der andere Teil von Ihnen, der sich gestresst, frustriert, überfordert oder erschöpft fühlt, nun vor ihnen sitzt und der warme und liebevolle Teil von Ihnen den leidenden Teil wie ein guter Freund in den Arme schließt.

Ruhen und entspannen Sie sich in dem Bild dieser freundschaftlichen Umarmung und spüren Sie die Wärme und das bedingungslose Mitgefühl, die alles Leiden dahin schmelzen lassen.

Wenn Sie möchten, können Sie diese Meditation mit dem natürlichen Atemfluss verbinden und auf diese Weise weiter vertiefen. Wenn Sie jetzt einatmen, stellen Sie sich vor, dass der Teil von Ihnen, der weit offen, klar und mitfühlend ist, allen Stress, alles Belastende des leidenden Teils sanft einatmet und so in seiner Umarmung annimmt. Alles Schwere löst sich in seinem guten Herzen einfach auf. Wenn Sie ausatmen, stellen Sie sich vor, wie der innerlich weite und mitfühlende Teil von Ihnen all seine Wärme, Liebe und Beruhigung an den leidenden Teil aussendet.

Geben Sie mit jedem Atemzug dem Raum, was immer Sie bedrückt, und senden Sie sich Selbstmitgefühl. Atmen Sie, was immer Sie bedrückt, sanft ein und atmen Sie Ruhe, Klarheit und Akzeptanz aus.

Lassen Sie Ihren Atem weiterhin ganz natürlich fließen und lassen Sie mit jedem Atemzug Ihr Selbstmitgefühl größer und umfassender werden. Senden Sie dem Teil in Ihnen, der trauert, der Angst vor dem Verlust hat und sich davor fürchtet, was die Zukunft bringen könnte, Mitgefühl und Verständnis.

Spüren Sie bei jedem Ausatmen, wie der leidende Teil von Ihnen die heilsame Liebe und Freundschaft, die ihm entgegengebracht wird, vollständig empfängt.

Ruhen Sie am Ende einfach für ein paar Atemzüge oder länger in der Atmosphäre des Selbstmitgefühls.

Es nicht persönlich nehmen

Es ist möglich, dass ein Mensch, der im Sterben liegt, Ihre Hilfe nicht will und zurückweist. Wenn dies geschieht, lassen Sie ihn wissen, dass Sie ihn verstanden haben und seinen Wunsch respektieren. Bieten Sie an, später noch einmal vorbeizukommen, um zu schauen, ob sich seine Meinung geändert hat. Wenn jemand unsere gutgemeinte Hilfe ablehnt, mit Wut reagiert oder uns oder anderen Vorwürfe macht, ist es schwer, dies nicht persönlich zu nehmen. Bringen Sie dann all Ihre Kraft, Ihre Geduld und Ihre Liebe auf. Wenn sich ein Mensch, der bald sterben wird, von allem überwältigt fühlt oder wenn ihn seine Erfahrungen verbittern und er nicht damit umzugehen weiß, kann er um sich schlagen, und sein Leiden kann auf die Leute in seinem Umfeld überschwappen.

Wann immer Sie sein Verhalten als verletzend erleben, versuchen Sie, es zu verstehen, anstatt es zu bewerten. Dass soll aber nicht bedeuten, dass wir alles gutheißen sollten. Sterbende sind Lebende, und es ist in Ordnung, dass auch wir unsere Gefühle zeigen. Ich weiß, dass man sich persönlich sehr getroffen fühlen kann. Wie könnte es auch anders sein, wenn jemand wütend auf uns ist und uns attackiert? Insbesondere, wenn wir doch zu helfen versuchen. Nach meiner Erfahrung verliere ich meine Gelassenheit dann, wenn ich mich von dem emotionalen Ausbruch des anderen mitreißen lasse. Das tut mir weh und ist für die andere Person nicht hilfreich. Um diese Dynamik zu deeskalieren, muss ich zuallererst auf meinen eigenen Boden zurückkehren und mich dort neu verorten und versuchen, das grundlegende Gutsein der Person zu sehen und zu verstehen, um auf diese Weise stabil und zuversichtlich zu bleiben.

Die folgende Übung kann zu verhindern helfen, dass man sich in ungute emotionale Reaktionen verstrickt. Treten Sie, wenn Sie können, ein Stück weit aus der Situation heraus, um innezuhalten und tiefer nachdenken zu können. Falls das nicht möglich ist, behalten Sie die folgenden Ideen im Hinterkopf, während Sie in Gegenwart der betreffenden Person sind. In emotional aufgeladenen Momenten kann auch eine der Übungen aus dem zweiten und dritten Kapitel wirksam sein. Die Übungen können Ihnen dabei helfen, sich auf den Atem auszurichten und im gegenwärtigen Moment und im Körper präsent zu bleiben, anstatt von den eigenen starken Gefühlen hinweggefegt zu werden.

Das Gutsein anderer anerkennen

Richten Sie Ihr Gewahrsein inmitten all der Verwirrung, den starken Gefühlen oder der Negativität auf das Gutsein oder den Teil der betreffenden Person aus, der in der Lage ist, offen, liebevoll und klar zu sein, wie auch immer getrübt er in diesem Moment sein mag. Was manchmal hilft, ist, sich vorzustellen, wie der Mensch als Kind war.

Versuchen Sie, den Schmerz und die tiefe Trauer, die dem Verhalten zugrunde liegen, zu verstehen, und begreifen Sie, was da geschieht: Diese Person verliert ihre ganze Welt, und das schließt alles ein, was ihr lieb ist.

Fragen Sie sich: Habe ich eine Ahnung, wie sich das anfühlen könnte?

Wenn Sie sich in einer emotional aufgeladenen Situation befinden, versuchen Sie, Ihre Gelassenheit zu bewahren und nicht auf eine Weise zu reagieren, die Schaden anrichten könnte oder die Sie möglicherweise später bedauern.

Stellen Sie sich vor, Sie seien ein Berg – standhaft und unerschütterlich. Ein Berg kann von einem Sturm nie in Mitleidenschaft gezogen werden, egal wie stark die Winde ihn auch umtosen mögen.

Behalten Sie Ihren Sinn für Humor

»Bist du schon tot?« Eine hohe, krächzende Stimme hallte durch den Raum. »Bist du schon tot … *du* da in der Ecke?« Amanda, eine alte Dame mit weißen Haarbüscheln, die fast ihr ganzes Leben auf der Straße verbracht hatte, bevor sie ins Krankenhaus eingeliefert wurde, war schlechter Stimmung. Da ich dachte, sie würde schlafen, saß ich ganz still bei ihr, aber tatsächlich hatte sie mich aus den Augenwinkeln beobachtet. »Ärgerlich, was? Eine Leiche wie mich hier neben dir zu haben?«, erwiderte ich zu meiner eigenen Überraschung. »Ja!«, knurrte sie mit einem breiten Grinsen zurück. »Ich mag keine toten Menschen neben mir!« Ich musste kichern: »Ich auch nicht!« Ich lachte. Amanda grinste erneut und enthüllte ihre fehlenden Vorderzähne. Sie hatte eine Verbündete gefunden. Und sie zeigte auch, wie verbindend und heilend ein Moment der Unbeschwertheit sein kann.

Ein gängiger Mythos besagt, dass Humor am Sterbebett fehl am Platz ist. Tatsächlich ist der Grad unseres Humors eigentlich ein gesundes Maß für unser Wohlbefinden. Solange kein Sarkasmus oder Zynismus mit im Spiel ist, kann Humor nicht schaden. Humor kommt von einem Ort der vertrauten Nähe und des menschlichen Verständnisses her, und er kann helfen, dort Raum zu schaffen, wo keiner ist. Unbeschwerter Humor, geschickt, sanft und respektvoll eingesetzt, kann etwas alltäglich Normales, Wärme und Leichtigkeit in eine schwierige, intensive Situation bringen. Für uns als Begleitende besteht die größte Herausforderung meist darin, nicht im Weg zu sein, indem wir an unseren Plänen und Erwartungen festhalten, statt sie immer wieder loszulassen. Wenn wir das Sterben als eine feierliche und ausschließlich zutiefst ernste Angelegenheit behandeln, wird dies jedes Gefühl von Lebendigkeit, Spontaneität und Freude ersticken. Dann werden wir den sterbenden Menschen als hilfloses Opfer betrachten, und was wir anbieten – unser fürsorgliches Handeln – wird zur Last.

Sterben kann chaotisch sein. Ab und zu, während Sie Ihr Bestes geben, werden Sie sich vielleicht in einer komischen, wenn nicht sogar absurd lächerlichen Situation wiederfinden, in der Sie nicht anders können, als laut zu lachen. Humor macht unsere gemeinsame menschliche Erfahrung von Leben und Sterben erträglicher. Manchmal ist es auch ein Witz des oder der Sterbenden, der eine ansonsten emotional aufgeladene Situation aufhellt. Eine meiner Kolleginnen kümmerte sich um einen älteren Herrn. Als sein Tod näher rückte, gestikulierte er mit seinen schwachen Händen und wies zur Decke und sagte: »Licht! Licht!« Sein Pflegeteam dachte, er würde das Licht sehen, eine visuelle Erfahrung, von der viele im letzten Prozess des Sterbens berichten und die sehr tröstend sein kann. Der Mann bezog sich jedoch nicht auf irgendeine Art von spiritueller Erfahrung, sondern wie sich herausstellte, störte ihn das grelle Oberlicht!

Ryan, ein Seelsorger, erzählte in einem meiner Workshops eine humorvolle Geschichte aus einer Zeit, in der er sich um eine junge Frau kümmerte. Sie hatte die meiste Zeit ihres Lebens auf einer Farm im Staate New York gearbeitet und war ein äußerst praktischer Mensch. Als es um die Details zur Vorbereitung auf ihr Ende ging, fragte er die Frau, was sie nach ihrem Tod tragen wolle. »Nun, woher soll ich das wissen?«, antwortete sie, leicht verärgert. »Ich weiß doch gar nicht, wie das Wetter an diesem Tag sein wird!«

Lassen Sie zu, dass andere Sie unterstützen

Fürsorge funktioniert am besten im Team und in Gemeinschaft. Wir alle sind Teil komplexer und dynamischer Beziehungen, die unser Leben ausmachen. In den letzten Monaten und Wochen im Leben eines Menschen können sich diese verschiedenen Beziehungen in Kreise der Fürsorge um ihn herum wandeln, mit einem inneren Kreis von Kernbeziehungen und dem Pflegeteam und sich erweiternden Kreisen von nahestehenden Menschen um diesen herum.

Wenn Sie einen geliebten Menschen begleiten, sei es zu Hause oder stationär, lassen Sie sich helfen. Niemand, auch nicht der Stärkste oder die am besten Organisierte unter uns, kann dies allein schaffen. Neben der Unterstützung durch Pflege-, Hospiz- und palliativmedizinische Dienste beziehen Sie andere Familienmitglieder, Freundinnen, Nachbarn oder Mitglieder der spirituellen Gemeinschaft des sterbenden Menschen in den erweiterten Kreis der Fürsorge mit ein und bitten Sie um Hilfe und Unterstützung. Sie werden überrascht sein, wer alles mitmacht und spontan einspringt, wenn es nötig ist. Manche mögen sich bis dahin zurückgehalten haben, unsicher, ob sie willkommen sind, oder ängstlich, unsere intime und kostbare gemeinsame Zeit mit dem oder der Sterbenden zu stören. Vielleicht fehlte ihnen nur eine Einladung, das Angebot, einen Platz in einem der Fürsorgekreise einzunehmen. Wenn es zu viel für Sie ist, das zu organisieren, bitten Sie jemanden, der so etwas gut und gerne macht, Ihnen bei der Organisation der benötigten Unterstützung und Kommunikation zu helfen, wie zum Beispiel beim Einkaufen von Lebensmitteln, beim Lesen und Beantworten von E-Mails oder bei der Besuchsplanung. Um Hilfe zu bitten ist kein Zeichen von Schwäche oder ein Eingeständnis, versagt zu haben. Es zeigt tatsächlich, dass wir mitfühlend und weise genug sind, unsere Grenzen zu kennen.

Wir alle haben unterschiedliche Fähigkeiten und Talente.

Einige Menschen sind gute Zuhörer, andere sind großartig in den vielen praktischen Dingen, um die man sich kümmern muss. Eine Person mit einer unheilbaren Krankheit zu begleiten bedeutet nicht nur, an ihrem Bett zu sitzen. Es gibt viele alltägliche Aufgaben zu erledigen: Papierkram, Bettlaken wechseln, Tee kochen, einkaufen, Besucher organisieren, die betreffende Person zu verschiedenen medizinischen Terminen zu bringen und wieder nach Hause zu fahren und so weiter. Sich um diese scheinbar gewöhnlichen und alltäglichen Aufgaben zu kümmern ist ebenso Ausdruck unserer Fürsorge. Die Schlüsselfrage ist, *wie* wir diese alltäglichen Aufgaben erfüllen – mit welcher inneren Haltung wir es tun und ob wir dabei von achtsamem Gewahrsein und tiefer Fürsorglichkeit inspiriert sind.

Die Natur gibt uns gute Beispiele für gemeinschaftliche Fürsorge. Ende Oktober versammeln sich Tausende von Kranichen um die Feuchtgebiete in der Nähe des Sukhavati Spiritual Care Zentrums im brandenburgischen Bad Saarow. Diese eleganten Vögel mit ihren langen Schnäbeln füllen den Himmel, und ihre Schreie, wie Posaunen, hört man schon von weitem. Zu Hunderten und in geordneten V-Formationen fliegen sie über das dunkle Land, das sich auf den langen Winter vorbereitet. Erwischt man bei Sonnenuntergang genau den richtigen Moment und schaut gen Himmel, wenn sie einem über den Kopf fliegen, ist es fast, als könnte man sie berühren, und, beschwingt von ihrer majestätisch kraftvollen Existenz, hat man beinahe das Gefühl, man flöge mit ihnen. Die alten oder kranken Vögel fliegen am Schluss der Formation, begleitet von zwei Gefährten auf beiden Seiten, damit sie sich im Dunkeln nicht verirren. Ist es nicht das, was wir tun, wenn wir uns um eine sterbende Freundin oder um einen geliebten Menschen kümmern? In der Gemeinschaft und mit der Unterstützung anderer kümmern wir uns um die Verletzlichsten.

Die Fürsorge für andere kann uns reich belohnen und beschenken. Sie kann uns ein gutes Gefühl geben und unserer Leben mit Sinn erfüllen. Das ist eine wichtige Übung. Die positiven Gefühle werden Sie nähren und unterstützen. Diese Art von Wohlbefinden und Sinnfindung unterscheidet sich von einem Gefühl des Stolzes, das uns manchmal im Weg steht. Stolz ist eine der vielen Fallen des Egos. Er lässt uns glauben, dass »wir es am besten wissen«. Mit dieser selbstzentrierten, engen Einstellung gehen zwangsläufig unrealistische Erwartungen an uns selbst einher. Wir reagieren schneller gereizt, frustriert und übermäßig kritisch gegenüber anderen, weil sie unseren hohen Standards nicht entsprechen oder die Dinge anders und nicht nach unseren Maßstäben angehen. Wenn man gemeinsam damit befasst ist, einen sterbenden Menschen zu unterstützen, ist es gut, sich immer wieder bewusst zu machen, dass andere zwar vielleicht nicht so handeln wie wir selbst, dass aber auch sie stets ihr Bestes geben.

Versuchen Sie, gelassener und weicher zu werden und Ihr Herz zu öffnen, indem Sie sich an einen Moment erinnern, in dem jemand freundlich zu Ihnen war. Erinnern Sie sich daran, wie es war, diese Freundlichkeit eines anderen bewusst zu spüren. Dies wird Ihnen helfen, sich in Zeiten weniger isoliert und allein zu fühlen, in denen Sie glauben, dass es in einer Situation unfair zugeht oder sich Menschen Ihnen gegenüber ungerecht verhalten, und Sie bei anderen nur noch die Mängel sehen können. Wenn Sie sich an Momente erinnern, in denen Sie selbst Empfänger von Freundlichkeit und liebevoller Zuwendung waren, wird es Ihnen leichter fallen, wieder in den Fürsorgekreis zurückzukehren und sich erneut als Teil dieses Kreises zu fühlen, und zu sehen, dass Sie nicht unabhängig sind, sondern mit anderen wechselseitig verbunden.

Die folgende Übung, »Die Quelle öffnen«, kann sehr hilfreich und heilsam sein, um Gefühle von Freundlichkeit und Güte zuzulassen und in uns hineinzulassen – besonders die Güte, die uns von anderen entgegengebracht wird. Probieren Sie diese Praxis aus, wann immer Sie spüren, dass Ihr Herz und Ihre Seele Nahrung brauchen, Sie sich persönlich herausgefordert fühlen oder Sie frustriert sind. Sie können in diese Übung für einen kurzen Moment eintauchen, oder Sie können mit ihr für eine längere Zeit verweilen, um die Entfaltung von Liebe und Dankbarkeit tiefer zu erleben.

Die Quelle öffnen

Versuchen Sie, sich an eine Situation zu erinnern, in der Ihnen jemand eine Geste der Liebe oder einen Akt der Güte entgegengebracht hat, der Sie wirklich berührt hat. Vielleicht war es in Ihrer Kindheit Ihre Großmutter oder Ihr Großvater, ein Mentor oder eine Freundin.

Tauchen Sie erneut in diesen Moment ein, in dem jemand zutiefst freundlich zu Ihnen war und Sie die Güte und Liebe dieser Person wahrhaftig empfunden haben. Lassen Sie diesen Augenblick erneut lebendig werden im Hier und Jetzt.

Lassen Sie dieses Gefühl wieder in Ihrem Herzen aufsteigen und Sie mit Dankbarkeit erfüllen.

Empfangen Sie die Güte und Freundlichkeit vollständig und lassen Sie Gefühle von Wärme, Dankbarkeit, Güte und Liebe zu der Person zurückfließen, die sie in Ihnen hervorgerufen hat.

Öffnen Sie Ihr Herz und lassen Sie Güte und Liebe von dort ausströmen.

Dehnen Sie diese Gefühle dann auch auf andere aus, beginnend mit denen, die Ihnen am nächsten stehen.

Dehnen Sie in einem nächsten Schritt Ihre Liebe auf Freundinnen, Bekannte, Nachbarinnen, Fremde und, wenn Sie es können, sogar auf diejenigen aus, die Sie nicht besonders mögen, Menschen, mit denen Sie Schwierigkeiten haben.

Lassen Sie diese Gefühle von Wärme, Verbundenheit und Liebe immer grenzenloser werden.

Vergebung umarmen

Einen uns nahestehenden Menschen beim Sterben zu begleiten, da können wir an unsere Grenzen stoßen, und es kann eine Zerreißprobe sein – besonders im familiären Rahmen. Wir verlieren die Geduld, sind nicht so geschickt, wie wir es gerne wären, sind genervt oder von unseren eigenen unrealistischen Erwartungen überfordert und verurteilen uns dafür, dass wir nicht mehr tun können. Wann immer Sie das Gefühl haben, im Kontakt mit anderen einen Fehler gemacht oder versagt zu haben: Bitte machen Sie sich dafür nicht fertig. Ich habe im Laufe der Jahre die Erfahrung gemacht, wie wichtig es ist, diese Art von Gedanken oder Gefühlen einfach wahrzunehmen, ohne sich sofort selbst zu verurteilen. Wann immer Sie nicht in der Lage waren, geschickt oder freundlich zu sein, gestehen Sie sich das ein, seien Sie liebevoll und nachsichtig mit sich selbst, wecken Sie erneut Ihre mitfühlende Motivation und beginnen Sie neu. Vertrauen Sie Ihrem guten Herzen und Ihrem aufrichtigen Wunsch zu helfen und schließen Sie sich in Ihr Mitgefühl ein.

> Vergebung ist der Name der Liebe, die von Menschen praktiziert wird, die schlecht lieben. Die harte Wahrheit ist, dass alle Menschen schlecht lieben. Wir müssen vergeben und uns muss vergeben werden, jeden Tag, jede Stunde mehr und mehr. Das ist das große Werk der Liebe in der Gemeinschaft der Schwachen, der Menschheitsfamilie.
>
> Henri Nouwen

Es gibt so viel Bedarf an Vergebung und Verständnis in unserem Leben, gerade auch in der Zeit, in der jemand stirbt. Wir alle sind unvollkommen und verletzlich, und wir alle sind grundlegend gut und heil. Das ist der Boden, auf dem wir Sorge für die tragen können, die wir begleiten.

Wir haben uns in diesem Buch bereits mit der Frage beschäftigt, wie man Sterbenden helfen kann, schwierige, konfliktreiche Beziehungen in ihrem Leben zu heilen. Als begleitende Freundinnen und Familienangehörige betrifft diese Aufgabe auch uns selbst. Wir müssen lernen, uns selbst zu vergeben, und vielleicht müssen wir auch lernen, der Person, um die wir uns fürsorglich kümmern, zu vergeben. Selbst wenn wir uns oder dem anderen nicht vollständig verzeihen können, werden das Ansprechen der Probleme und das direkte Gespräch miteinander Ihnen beiden helfen, in Richtung Heilung zu gehen. Wenn Sie sich um einen Verwandten oder eine Freundin kümmern, mit dem oder der noch Dinge ungeklärt sind, sollten Sie mit dieser Person das Gespräch suchen, solange es ihr noch gut genug geht. Sprechen Sie, so ehrlich wie möglich, an, was für Sie schwierig oder belastend in der Beziehung war oder ist, ohne dabei nach Schuldzuweisungen zu greifen. Achten Sie darauf, auch die positiven Dinge wertzuschätzen, die Sie gemeinsam erlebt haben, und sollte es Ihnen emotional möglich sein, verzeihen Sie Ihrem Gegenüber und drücken Sie Ihre Liebe aus. Wenn die Person zu krank und schwach ist, um mit Ihnen reden zu können, nehmen Sie sich die Zeit dafür, Ihre Gedanken und Gefühle in Ihr Tagebuch zu schreiben, um für sich selbst Ruhe und Vergebung zu finden. Sie können auch mit einer vertrauenswürdigen Freundin oder einem Therapeuten sprechen, wenn Sie bei diesem Prozess Unterstützung brauchen. Fühlen Sie sich dann bereit, setzen Sie sich in aller Ruhe an das Bett der betreffenden Person und sagen Sie das, was Sie zu sagen haben; sprechen Sie von den Schwierigkeiten wie auch von all den guten Dingen, die Sie miteinander erlebt haben. Selbst wenn Sie nicht bereit sind, zu vergeben oder Vergebung anzubieten, können Sie vielleicht doch an der Absicht, sich zu versöhnen, festhalten.

Sie können die folgende Übung durchführen, wann immer Sie das Gefühl haben, ungeschickt gehandelt zu haben, oder wenn es Dinge gibt, die Sie gesagt oder getan haben, die verletzend waren und die Sie jetzt zutiefst bereuen. Dies können große Lebenskonflikte oder kleine Herausforderungen im Laufe der Pflege und Begleitung sein. Diese Praxis kann heilsam sein, um sich selbst zu vergeben und um Vergebung auf andere auszudehnen.

Selbstvergebung und Versöhnung

Verbinden Sie sich mit dem warmherzigen Teil Ihres Wesens, der offen, klar und fürsorglich ist und vergeben kann. Spüren Sie und vertrauen Sie darauf, dass dieser Teil Ihres Wesens sich nun mit großer Freundlichkeit und Güte dem Teil von Ihnen zuwendet, der Vergebung sucht, der sich schuldig fühlt, weil er ungeschickt oder verletzend gehandelt hat.

Wenn Sie einatmen, stellen Sie sich vor, dass Sie aus ganzem Herzen alles, was Sie falsch gemacht haben, annehmen und die Verantwortung für Ihr Handeln übernehmen, ohne sich zu rechtfertigen oder zu verteidigen. Wenn Sie ausatmen, stellen Sie sich vor, wie der warmherzige und offene Teil von Ihnen dem Teil vergibt, der sich schuldig fühlt, und ihm Heilung, Vergebung und Versöhung sendet. Dehnen Sie mit jedem Ausatmen das Gefühl der Vergebung weiter aus, schließen Sie alles darin ein, was Sie gesagt oder getan haben, was ungeschickt oder verletzend war. Nutzen Sie so den natürlichen Fluss des Atems, um sich selbst zu verzeihen und mit sich ins Reine zu kommen.

Vergebung ist ein Prozess, und der erste Schritt in diesem Prozess ist, sich selbst zu vergeben. Diese Meditation kann uns dabei helfen und uns den Mut für den nächsten Schritt verleihen: den Menschen, den wir verletzt haben, um Verzeihung zu bitten.

Sterbende zu begleiten erfordert den ständigen Balanceakt, gut in uns zu ruhen. Manchmal sind wir stabil, dann wieder gibt es Zeiten, in denen wir das Gleichgewicht verlieren und Abstürze erleben. Das ist menschlich. Verlieren Sie nicht den Mut. Uns stehen viele Ressourcen zur Verfügung, um unsere eigenen Wunden zu heilen und uns unterstützt zu fühlen. Umgeben Sie sich mit Menschen, die Sie verstehen und mit denen Sie ehrlich darüber reden können, wie es Ihnen geht, und erlauben Sie, dass andere Sie unterstützen. Nehmen Sie sich Zeit für die Selbstmitgefühls-Übung aus diesem Kapitel, die Ihnen am meisten zusagt, und lassen sie sich von ihr nähren, besonders wenn Sie eigentlich gar keine Lust haben, sie zu machen, oder denken, dass Ihnen sowieso nichts helfen kann. Selbst wenn Sie der Übung nur wenig Zeit einräumen – fünf bis zehn Minuten am Morgen, wenn Sie Ihren Tag beginnen, oder »vor Ort«, wenn Sie es am meisten brauchen –, sie wird eine Wirkung haben. In Zeiten, in denen alles sehr stressig und anstrengend ist, geht es darum, einen Fuß vor den anderen zu setzen. Atmen Sie. Und seien Sie weiterhin freundlich zu sich selbst, während Sie Schritt für Schritt auf Ihrer Reise der Fürsorge für sich und andere weitergehen.

7

Wenn der Tod naht

Sam war ein junger Koreaner, Mitte dreißig, mit Krebs im Endstadium. Als sein Ende nahte, verkrampfte sich sein Körper oft spasmisch, minutenlang. Für seine Familie war es sehr leidvoll, ihn auf diese Weise sterben zu sehen. Einige von uns aus seinem Pflegeteam versuchten, Sam zu beruhigen und zu entspannen, indem wir seine Schultern, Arme und Beine sanft hielten. Es waren herzzerreißende Szenen. Wir alle spürten seinen Schmerz und seinen Kampf – seine Familie, die ganze Station –, und doch war immer auch ein unsichtbares Netz aus Liebe und Verbundenheit um ihn herum spürbar. Er musste das nicht allein durchstehen. Schließlich beruhigte sich Sam, und sein Körper und seine Gesichtszüge entspannten sich, kurz bevor er seinen letzten Atemzug tat. Es war ein unglaubliches Gefühl von Stille und Frieden im Raum. Wir saßen weiter bei ihm in dieser besonderen Atmosphäre, ohne ein Wort zu sagen, und es fühlte sich wie eine sehr lange Zeit an. Ein paar Tage später kam seine Familie noch einmal, um seine Habseligkeiten abzuholen. Seine Mutter war in Tränen aufgelöst. Mit Hilfe einer koreanischen Übersetzerin erzählte sie uns, dass sie, obwohl ihr Sohn viel zu früh gestorben und es für sie sehr schwer gewesen sei, sein Sterben mitzuerleben, ein deutliches Gefühl der Liebe im Raum und zwischen ihnen beiden gespürt habe. Über diese Liebe hatten sie nie gesprochen, als er noch am Leben war.

Anfänglich war es für mich sehr belastend gewesen, Zeugin des körperlichen Verfalls und Sterbens eines anderen Menschen zu sein. Ich sah allein das Leid und den Schmerz, was oft erschütternd und kaum auszuhalten war. Mein buddhistisches Studium, die einfühlsame Unterstützung von erfahrenen Kolleginnen und Kollegen und Jahre am Bett haben mich gelehrt, Leid zuzulassen und Leid mit Liebe zu begegnen. Ein Leidender ist kein »Leidender«. Er ist ein Mensch, der leidet. Sein Wesen umfasst weit mehr als physische, mentale oder emotionale Leiderfahrungen. Ich glaube, man kann nie wirklich wissen, wie ein Mensch den Sterbeprozess innerlich erfährt. In der Erzählung »Der Tod des Iwan Ilijtsch« beschreibt Tolstoi den vorzeitigen Tod des 45-jährigen Iwan – seine Existenzangst, seinen Schmerz, seine Machtlosigkeit und die grausame Erkenntnis, sein Leben nicht sinnvoll gelebt zu haben. Trost spendet ihm allein die freundliche und natürliche Art seines Dieners Gerasim, der einfach still bei ihm sitzt. Eindrücklich beschreibt Tolstoi, wie sich die Wahrnehmung der wenigen Begleiter, die noch um den Sterbenden sind und die aus ihrer Außenperspektive nur das physische Leiden bezeugen können, von Iwans innerem Erleben radikal unterscheidet. Iwan erlebt den Todesmoment als etwas, was man heute als Nahtoderfahrung beschreiben würde: Er sieht ein strahlendes Licht am Ende eines Tunnels. Ich kenne einige Menschen, die nach einem schweren Unfall eine Nahtoderfahrung gemacht und Ähnliches erlebt haben. Egal ob man solche Erfahrungen als metaphysische ansieht oder rein neurowissenschaftlich erklärt, sie zeigen meines Erachtens die Möglichkeit, dass unsere Existenz über das Körperliche oder Materielle hinausgehen könnte.

Glück schenken, Leiden verwandeln

Wenn wir jemanden begleiten, der oder die dem Tod nahe ist, gibt es machtvolle, bedeutende Momente, in denen uns der Kummer und das Leiden des anderen Menschen tief berühren. Die schützende Hülle, die uns voneinander getrennt hält, bricht plötzlich auf, und wir wissen und spüren, dass das Leiden dieser Person tatsächlich unser eigenes ist. Unser Herz öffnet sich dem Leiden in der Welt und wendet sich spontan dem oder der Sterbenden zu, und wir wünschen uns mit jeder Faser unseres Seins, dass wir ihm oder ihr den Schmerz nehmen könnten, und sei es für einen kurzen Moment.

In diesen machtvollen, tiefen Momenten erhalten wir einen Einblick in die Stärke und verwandelnde Kraft von wirklich selbstlosem Mitgefühl. Nutzen Sie diese Momente – gehen Sie nicht darüber hinweg. Lassen Sie zu, dass dadurch das Herz Ihres Mitgefühls befreit wird.

> Wahre Furchtlosigkeit ist das Produkt von Zärtlichkeit. Sie rührt daher, dass du die Welt dein Herz erregen lässt, dein rohes und schönes Herz. Du bist bereit, dich zu öffnen, ohne Widerstand oder Schüchternheit, und dich der Welt zu stellen. Du bist bereit, dein Herz mit anderen zu teilen.
>
> Chögyam Trungpa

Tonglen ist eine der machtvollsten und transformativsten Praktiken des tibetischen Buddhismus, die ich kenne. Sie arbeitet direkt mit dem Leiden anderer und wird von dem tiefen Wunsch genährt, es zu lindern. Der Begriff *Tonglen* bedeutet so etwas wie »Geben und Nehmen« oder »Glück schenken und Leiden aufnehmen«. Wir können diesen Austausch mit Hilfe unserer Atmung üben. In der Praxis stellen wir uns vor, dass wir das Leiden einer anderen Person in uns aufnehmen und ihr Glück und Geistesfrieden senden. Das Durchführen dieser Praxis wird uns in keiner Weise schaden. Tonglen befreit die heilenden Energien unseres Geistes und Herzens, indem es unsere kleingeistige Selbstverliebtheit und Selbstbezogenheit verringert und schließlich auflöst. Sie sind die größten Hindernisse, um mit unserem guten Herzen verbunden zu sein und unsere grundlegenden menschlichen Eigenschaften von Freundlichkeit und Mitgefühl zum Ausdruck zu bringen und zu verkörpern.

Es ist ohne Frage ein riesiger Schritt, mit dem Leiden anderer auf diese Weise direkt zu arbeiten. Bevor Sie es versuchen, sollten Sie zuallererst Ihr furchtloses Mitgefühl in Ihnen selbst stärken und lernen, ihm zu vertrauen. Die im sechsten Kapitel beschriebenen Übungen können Ihnen dabei helfen. In unserer Rolle als Begleitende laufen wir Gefahr, uns schnell so sehr auf den anderen Menschen zu konzentrieren, dass wir diese Übungen leicht vernachlässigen. Wir müssen lernen, mitfühlend mit uns selbst umzugehen, und uns die Zeit nehmen, uns ein guter Freund oder eine gute Freundin zu sein. Ohne Selbstfürsorge ist eine Begleitung auf Dauer nicht zu leisten. Wir werden unweigerlich unsere eigenen Bedürfnisse vernachlässigen und uns überfordern, bis wir nicht mehr können. Wir nehmen unsere Geschäftigkeit als Vorwand, um unseren eigenen Ängsten und Sorgen zu entkommen und unserer eigenen Verletzlichkeit nicht zu begegnen. Die Tonglen-Methode, das Leiden anderer mit furchtlosem Mitgefühl und mit Hilfe unseres Atems auf mentaler Ebene in uns auf- und anzunehmen, erfordert, dass wir uns mit der gleichen bedingungslosen Annahme und Liebe begegnen, die wir anderen schenken wollen.

Die Tonglen-Praxis können wir zu jeder Zeit für einen kranken und leidenden Menschen ausführen. Sie kann besonders in dessen letzter Lebensphase sehr wirkungs- und kraftvoll sein. Sie können diese Übung still am Bett sitzend für den anderen praktizieren oder auch aus der Ferne.

TONGLEN

Nehmen Sie sich zu Beginn einen Moment Zeit, um zur Ruhe zu kommen, und verbinden Sie sich mit Ihrer mitfühlenden Motivation, Ihrem guten Herzen.

Die eigentliche Übung können Sie damit beginnen, dass Sie die Person, für die Sie praktizieren, als »genauso wie ich« betrachten. Rufen Sie sich in Erinnerung, dass sie beide ähnliche Grundbedürfnisse besitzen. Genauso wie Sie, möchte der andere Mensch sich geborgen und angenommen fühlen und frei von Ängsten und Sorgen sein.

Werden Sie sich dann der verschiedenen Aspekte des Leidens und der Schmerzen dieser Person bewusst. Lassen Sie sich durch deren Erfahrungen berühren und Ihr Herz öffnen.

Wenn sich Ihr Herz in tiefem Mitgefühl öffnet, stellen Sie sich vor, wie Sie das Leiden dieser Person in Ihr gutes und leuchtendes Herz einatmen.

Beim Ausatmen stellen Sie sich vor, wie Sie Liebe, Wohlbefinden, inneren Frieden und Glück zu dieser Person ausstrahlen.

Ihre Meditation können Sie, wenn Sie wollen, weiter vertiefen, indem Sie sich vorstellen, dass das Leiden der Person die Form einer dunklen Wolke annimmt.

Wenn Sie diese dunkle Wolke einatmen, wird sie in Ihrem Herzzentrum verwandelt. Stellen Sie sich vor, wie dieser Transformationsprozess alle Spuren von Selbstbezogenheit, Kleingeistigkeit und Angst auflöst und Ihr offenes, mitfühlendes Herz mehr und mehr stärkt und erstrahlen lässt. So entstehen in Ihnen Raum und Weite, in der sich alles Schmerzhafte oder Schwierige auflösen kann.

Und während Sie mit einem Gefühl der Liebe ausatmen, stellen Sie sich vor, wie Sie weißes, klares Licht an die leidende Person senden. Dieses Licht strahlt aus, was sie am meisten braucht – ein Gefühl der Leichtigkeit, Schmerzfreiheit, Entspannung, Geistesfrieden, Glück, Akzeptanz, Vergebung, Liebe und grenzenloses Wohlbefinden frei von jeglichen Leid.

Atmen Sie ganz natürlich ein und aus, während Sie die Praxis fortführen.

Wenn Sie mit der Tonglen-Praxis Schwierigkeiten haben, können Sie alternativ still in Ihrem Geist versuchen, sich mit den folgenden Gedanken Herzensmut zuzusprechen: »Möge ich in der Lage sein, das Leiden des anderen Menschen anzunehmen; möge ich in der Lage sein, ihm mein Wohlbefinden und mein Glück zu schenken.« Diese Wünsche bereiten den Boden dafür, dass Sie sich in Zukunft vielleicht dann doch einmal an die Tonglen-Praxis heranwagen.

Unsere Liebe ausdrücken und Abschied nehmen

Nicht nur der Mensch, der stirbt, muss loslassen und Abschied nehmen, sondern auch alle, die ihm nahestehen. Durch die jahrzehntelange Arbeit der Großen der Hospizbewegung wissen wir heute, wie wichtig die Unterstützung der gesamten Familie bei der Bewältigung ihrer Trauer und Unsicherheit über die Zukunft ist. Manche Menschen sind davon überzeugt, dass das Loslassen einem Verrat gleiche oder ein Zeichen dafür sei, dass sie die sterbende Person nicht genug lieben. Laden Sie die Familienmitglieder ein, sich einen Moment in die Lage des Menschen zu versetzen, der im Sterben liegt und keine andere Wahl hat, als zu gehen. Fragen Sie: Wie würden sie wollen, dass sich die Menschen, die ihnen nahestehen, die sie lieben, sich von ihnen verabschieden? Was würde ihnen den Abschied erleichtern?

Schon eine einfache Betrachtung wie diese kann viel dazu beitragen, dass Menschen, die dem oder der Sterbenden nahestehen, mit der Traurigkeit des Abschiednehmens besser umgehen können.

Die palliative Betreuung am Lebensende folgt dem Grundsatz, dass niemand allein sterben sollte. Meiner Erfahrung nach scheinen sich viele Sterbende jedoch genau dafür zu entscheiden, zum Beispiel wenn ihre Lieben, die für Tage ununterbrochen an ihrer Seite waren, kurz den Raum verlassen. Geben Sie sich bitte keine Schuld, falls Sie im Moment des Todes nicht am Bett saßen. Vielleicht ist es für den Menschen nicht zuletzt aus Liebe einfacher gewesen, allein zu sterben.

Manchmal schaffen Menschen, die im Sterben liegen, es einfach nicht zu gehen, was ihr Leiden verlängert. In einer solchen Situation mag es helfen, wenn Sie dem betreffenden Menschen die Erlaubnis geben, loszulassen und zu gehen. Vergewissern Sie ihm mit großer, aufrichtiger Zärtlichkeit, dass die geliebten Menschen, die er zurücklässt, die Kraft finden werden, zurechtzukommen, wenn er geht. Mit Zärtlichkeit und Liebe können Sie so etwas sagen wie: »Ich bin bei dir. Ich hab dich lieb. Ich wünschte mir so sehr, du könntest hier bei mir bleiben. Aber ich möchte nicht, dass du noch weiter leidest. Unsere gemeinsame Zeit war so unendlich kostbar, aber du darfst jetzt gehen. Du hast all meine Liebe.«

Eine friedvolle und inspirierende Umgebung schaffen

Die Umgebung, in der eine Person stirbt, ist von großer Bedeutung. Es geht dabei nicht nur um die räumliche Umgebung, das Dekor oder inspirierende Dinge auf dem Nachttisch. Gleich wichtig oder gegen Ende vielleicht noch wichtiger ist unser achtsames Gewahrsein oder auch spirituelles Verständnis, mit dem wir an das Bett treten. Ein Gewahrsein, getragen von spiritueller Praxis und Inspiration, kann unschätzbar wichtig sein, eine friedvolle Atmosphäre zu schaffen, in der sich der sterbende Mensch angenommen fühlen und sich entspannen kann. Sie würdigt den Moment des Todes als etwas Heiliges.

- Erinnern Sie das ärztliche und das Pflegepersonal daran, dass Sie über den bevorstehenden Tod informiert werden möchten. Wenn der Tod nahe ist, möchten Sie vielleicht Folgendes regeln:
  Bitte helfen Sie uns, dass mein geliebter Mensch zum Sterben nach Hause kommen kann oder dass er zumindest in ein Einzelzimmer verlegt wird.
  Bitte nehmen Sie ihn von allen Maschinen ab und geben Sie ihm keine Injektionen oder andere Behandlungen mehr, die über die Palliativversorgung hinausgehen.
  Bitte beachten Sie die Patientenverfügung, wenn es klar ist, dass mein geliebter Mensch im Sterben liegt.
- Bewahren Sie im Moment des Todes und unmittelbar danach Ruhe und sorgen Sie so weit wie möglich für eine friedvolle Atmosphäre im Zimmer. Falls Sie sich von Emotionen überwältigt fühlen, was ganz normal ist, versuchen Sie sich zu beruhigen – am besten mittels einer Praxis, mit der Sie bereits vertraut sind, so in diesem Buch zum Beispiel die Übung *Einen inneren Ort der Ruhe finden* (Kapitel 2). Daran anschließen können Sie die Essentielle Phowa-Praxis (Kapitel 8) oder Sie senden der verstorbenen Person liebende Güte (Kapitel 6). Wenn Sie Ihren Geist auf irgendeine der »Vor-Ort-Praktiken« konzentrieren – und sei es auch nur für eine kurze Zeit – wird Ihnen das helfen, zu Ihrer Mitte zurückzufinden und sich stabiler zu fühlen.
- Bitten Sie die anwesenden Familienmitglieder und Freundinnen und Freunde, die friedliche Atmosphäre zu unter-

stützen und, wenn möglich, am Bett des oder der Toten zu sitzen und sich leise zu verabschieden. Einige glauben vielleicht, dass der Tod sie von der Möglichkeit, ein allerletztes Mal mit dem Verstorbenen zu kommunizieren, abgeschnitten hat. Sie fürchten, nun diese kostbare Chance verpasst zu haben, und dies kann ihre Trauer und Verzweiflung vertiefen. Doch es gibt immer Möglichkeiten, seine Liebe und Zuneigung auszudrücken, besonders direkt nach dem Tod. In der tibetisch-buddhistischen Tradition wird der Tod, anders als die Schulmedizin es sieht, als ein innerer Prozess betrachtet, der sich nach dem letzten Atemzug des Menschen fortsetzt, auch wenn es keine Vitalparameter mehr gibt. Dieser Prozess verläuft unterschiedlich, dauert aber vermutlich bis zu zwanzig Minuten. Ob Sie das nun glauben oder nicht, direkt nach dem Tod ist immer noch eine wertvolle Zeit, um der verstorbenen Person die eigenen Gedanken mitzuteilen.

- Ermutigen Sie die Anwesenden, wenn sie es wünschen, ihre eigenen Gebete oder Meditationen zu verrichten. Ein Gebet für die, die im Sterben liegen oder gerade gestorben sind, kann einfach den Wunsch beinhalten, dass das Leid, das sie durchgemacht haben, vorbei sein und ihnen nun dauerhafter Frieden zuteilwerden möge.
- Sie können auch Ihre eigenen Gebete oder Praktiken anbieten, wie zum Beispiel die in Kapitel 8 beschriebene Essentielle Phowa-Praxis.
- Als professionelle oder ehrenamtliche Begleitende geben Sie denen, die dem oder der Verstorbenen nahestanden, Raum zu trauern und loszulassen. Wenn sie emotional

sehr aufgewühlt und verstört sind, ist es vielleicht am besten, sich mit ihnen in einen anderen Raum zu setzen und ihnen zuzuhören, bis sie bereit sind, sich von dem oder der Verstorbenen zu verabschieden.

Nach dem Tod

Wenn es klar ist, dass die Person in einem Krankenhaus, Pflegeheim oder Hospiz sterben wird, können Sie rechtzeitig zu regeln versuchen, dass der Verstorbene noch für einige Stunden nach dem Tod ungestört bleibt, damit die nahen Angehörigen, guten Freundinnen und Freunde Zeit haben, sich noch einmal an sein Bett zu setzen. Manchmal ist es sogar möglich, dass der Körper 24 Stunden in Ruhe dort liegen kann. Es ist gut, wenn Sie diese Möglichkeit, sofern gewünscht, vorab mit dem Krankenhaus, Heim oder Hospiz besprechen.

Bei einem zu erwartenden Tod zu Hause rufen Sie den begleitenden Hospizdienst und Arzt, aber nicht den Notarzt oder medizinischen Rettungsdienst, denn die wären verpflichtet, alle möglichen lebenserhaltenden Maßnahmen, bis hin zu Reanimationen, durchzuführen bzw. den Betreffenden dafür ins Krankenhaus zu bringen. Ein erwarteter Tod ist kein Notfall. Der begleitende Arzt wird den Totenschein ausfüllen. Wenn Sie es wünschen, können Sie den Verstorbenen noch für ein paar Stunden, einen Tag oder gegebenenfalls auch länger zu Hause behalten. Das ambulante Hospizteam oder auch der Bestatter kann Ihnen mehr über die Möglichkeiten, die Sie haben, und auch über die rechtlichen Regelungen sagen. Sie können Ihnen helfen, Ihre Wünsche zu durchdenken und sich rechtzeitig vorzubereiten, damit es keine unliebsamen Überraschungen gibt. Menschen haben durchaus unterschiedliche Empfindsamkeiten, wenn es um den Umgang und das Zusammensein mit einem Toten geht, und das ist in Ordnung. Es gibt viele verschiedene Möglichkeiten, das Andenken an die Person zu ehren.[5]

Viele Kulturen kennen den Brauch der Totenwache. Jahrhundertelang wurde er auch im Westen praktiziert, obwohl er hier mittlerweile fast vergessen scheint. In Italien, Spanien, Griechenland und Irland gibt es ihn aber immer noch. Im ländlichen Irland, in den kleineren Dörfern, kommen die Menschen immer noch zur Totenwache zusammen. Manche würden vielleicht sagen, dass es nur eine weitere Ausrede ist, um sich zu besaufen. Aber es gibt durchaus einen tieferen gemeinschaftlichen und spirituellen Aspekt. Der aus Irland stammende Schriftsteller und Journalist Kevin Toolis beschreibt die Totenwache als einen Ort und eine Zeit, wo die Lebenden, die Hinterbliebenen, und die Toten noch miteinander verbunden sind.[6] *Mná caointe* – die klagenden Frauen – wachen über den Prozess des Sterbens, Betens und Klagens. Nach dem Tod wird der Leichnam zu Hause aufgebahrt. Die ganze Gemeinschaft kommt zusammen, auch Fremde, um am Tag und in der Nacht Totenwache zu halten: um zu beten, den neuesten Dorfklatsch auszutauschen und mit der trauernden Familie zusammen zu sein. Im County Mayo, im westlichsten Teil der Insel, am stürmischen Atlantik, berichtet

5 Siehe auch das Gespräch mit den beiden Bestattern Uller Gscheidl und Maren Repenning auf Seite 188 ff.

6 Kevin Toolis, *My Father's Wake*, Weidenfeld & Nicolson, 2017

der lokale Radiosender täglich von den aktuellen Todesfällen, einschließlich der Bestattungsarrangements, falls man von diesen nicht ohnehin bereits gehört hat.

Mein lieber Freund John, der an AIDS starb, hatte seine ganz eigene Version einer irischen Totenwache. Wir legten ihn in einen Sarg aus dickem Pappkarton, der von einem lokalen alternativen Beerdigungsinstitut kam. Wir kühlten seinen Körper mit Trockeneis und kauften seine Lieblingsspeisen und -getränke ein, die er im Voraus auf eine für diese Gelegenheit erstellte Einkaufsliste geschrieben hatte. Er kannte so viele Leute. Und sie alle kamen. Die Menschen weinten und lachten mit Tränen in den Augen. Sie nahmen Abschied, hinterließen kleine handgeschriebene Botschaften, Gedichte und selbstgemalte Bilder und klebten die von John so sehr geliebten Kinkerlitzchen auf den Pappsarg. Am Abend legten wir seinen Körper in den farbenfroh funkelnden, an eine Schmuckschatulle erinnernden Sarg, gemeinsam mit all den Schätzen seines kurzen, aber gut gelebten Lebens.

Eine Totenwache, ein Gedenkgottesdienst oder irgendeine Art von Ritual, das Menschen zusammenbringt und ihnen hilft, sich zu verabschieden, ist eine wunderbare Möglichkeit, das Leben eines Menschen zu feiern, sein Andenken zu ehren und auch spirituell für ihn zu sorgen. Darüber frühzeitig, vor dem Tod eines geliebten Menschen, nachzudenken und das Thema mit allen Beteiligten zu besprechen mag emotional eine Herausforderung darstellen, aber es kann uns dabei helfen, das Leben eines geliebten Menschen zu ehren und uns auf seinen Tod vorzubereiten.

DEN VERLUST HEILEN

Wie heilen wir unser gebrochenes Herz, nachdem jemand gegangen ist?

Seien Sie in den Tagen, Wochen und Monaten nach dem Tod besonders liebevoll und freundlich zu sich selbst. Trauer braucht Zeit und große fürsorgliche Aufmerksamkeit, um zu heilen. »Heilen« bedeutet nicht, unsere Gefühle mit irgendwelchen Strategien wegschieben oder in den Griff bekommen zu wollen. Es bedeutet auch nicht, nicht mehr traurig zu sein. Die Trauer »heilen« beginnt mit der Erlaubnis zu trauern. Geben Sie sich die Erlaubnis zu trauern. Dies ist der erste Schritt auf dem Weg, mit dem Schmerz der Verlusterfahrung zu leben lernen. Trauer leert uns, und sie verbindet uns mit unserem tiefen Selbst. Vielleicht haben Sie Angst, den Schmerz und die Traurigkeit nicht aushalten zu können. Es fällt Ihnen möglicherweise schwer, sich zu konzentrieren und klar zu denken oder sich zu merken, was nun alles zu tun ansteht. Zögern Sie nicht, eine gute Freundin, einen nahen Freund oder ein Familienmitglied zu bitten, bei Ihnen zu sein und Sie bei allem, was es nun zu erledigen gilt, zu unterstützen. Es kann heilsam sein, viel über den Verstorbenen zu reden und Erinnerungen auszutauschen. Sie können auch gemeinsam für den geliebten verstorbenen Menschen meditieren oder beten.

Welche Überzeugungen wir auch immer über das, was nach dem Tod geschieht, haben – wenn jemand, der uns nahesteht, stirbt, bleibt er auch in unseren Gedanken nahe. Viele Erinnerungen werden auftauchen, und zu sehen, wie gegenwärtig der oder die Verstorbene sein kann, aber auch, wie groß der Verlust ist, würdigt auf besondere Weise den Platz der verstorbenen Person in unserem Leben.

Eine spirituelle Praxis oder ein Ritual kann in Zeiten der Trauer eine Quelle großen Trostes und tiefer Heilung sein, denn beides kann helfen, mögliche schmerzhafte Gefühle der Hilflosigkeit zu lindern. Wir haben damit etwas Konkretes an der Hand, was wir für die Person tun können, die wir verloren haben, und es ist eine schöne und tiefe Art, unsere Liebe und spirituelle Unterstützung zu zeigen.

Oftmals sind es nur diejenigen, die eine ähnliche Erfahrung gemacht haben, die unsere Situation wirklich verstehen und sich in uns einfühlen können. Eine Trauergruppe ist ein sicherer Ort, um mit unserem Verlust zu sein, ohne verurteilt oder unter Druck gesetzt zu werden. Es ist ein Ort, an dem wir durch menschlichen Kontakt und Freundschaften unser inneres Gleichgewicht wiedererlangen können. Ebenso bieten ausgebildete Trauerbegleiter und Trauerbegleiterinnen Unterstützung an. Und es gibt mittlerweile in vielen Städten Trauercafés,wo sich Menschen treffen können, um sich über ihre Situation auszutauschen. Wenn wir mit dem Verlust eines uns nahestehenden Menschen konfrontiert werden, sind Gefühle von tiefer Traurigkeit, Verzweiflung und großem Herzschmerz ganz natürlich. Manchmal müssen wir uns einfach ablenken, um mit dem Verlust umzugehen. Zu anderen Zeiten können wir vielleicht sehen, dass die Erfahrung eine Einladung ist, um innezuhalten und unser Leben neu anzuschauen, und möglicherweise entdecken wir dabei, welche Bedeutung diese Erfahrung für uns haben und in welche neue

Richtung es für uns gehen könnte und wie wir unser Leben künftig ausrichten wollen. Wenn uns das Herz bricht, öffnet es sich – es bricht auf – für die unglaubliche Schönheit und das pulsierende Leben, die Liebe und den Reichtum um uns herum.

Trauer braucht Zeit, um zu heilen, und die Heilung dauert oft länger, als wir erwarten. Nehmen Sie sich alle Zeit der Welt dafür, egal wie lange. Als ich diese Zeilen schrieb, erzählte mir eine Freundin von einem Beitrag aus einem öffentlichen Online-Forum. Eine Frau suchte Ratschläge, wie sie ihre Trauer über den Verlust eines engen Freundes heilen könne. Viele antworteten. Auch ein älterer Mann. Dieser schrieb: »Ich wünschte, ich könnte sagen, dass Sie sich an den Tod eines Menschen gewöhnen. Das habe ich nie getan. Ich will es auch nicht. Wenn jemand, den ich liebe, stirbt, egal unter welchen Umständen, dann reißt das ein tiefes Loch in mir auf. Und ich will nicht, dass es ›nicht mehr wichtig‹ wird. Ich will nicht, dass es etwas ist, das einfach vorübergeht. Meine Narben sind ein Beweis für die Liebe, die ich für diese Person hatte und für meine Beziehung zu ihr. Und wenn die Narbe tief ist, war es auch die Liebe. So soll es sein. Narben sind ein Zeugnis des Lebens … Wenn Sie Glück haben, werden Sie viele Narben von vielen Lieben haben.«

Nach einem Verlust wollen wir Trauernde oft nicht stören. Wir wollen der Trauer Raum geben. Das ist wichtig. Aber menschlicher Kontakt und Freundschaft sind in Zeiten tiefer Trauer gleichermaßen wichtig – wenn nicht sogar wichtiger. Wenn Sie einen trauernden Menschen begleiten, so seien Sie da, wenn er Sie braucht. Seien Sie an seiner Seite und bieten Sie Ihr warmherziges Dasein an. Helfen Sie bei alltäglichen Dingen, die weiterhin Aufmerksamkeit erfordern. Tun Sie Dinge zusammen, die Ihnen beiden Freude machen. Jede Person trauert auf ihre Weise und geht mit Verlust anders um. Schauen Sie ab und zu vorbei, auch wenn Ihnen gesagt wird, es gehe schon wieder.

Die Realitäten des Sterbeprozesses zu bezeugen und die Reise durch die Trauer zu begleiten – das sind mächtige Katalysatoren. Sie haben die Kraft, unser Leben, unser Herz und unseren Geist radikal zu verwandeln. Mit einem oder einer Sterbenden an der Schwelle von Leben und Tod zu stehen ist eine Aufforderung, furchtloses Mitgefühl zu entwickeln und die Kostbarkeit des Lebens zu begreifen. Gemeinsam mit dem oder der Sterbenden stehen wir auf heiligem Boden.

8

Für die Zeit des Sterbens

Jesus war immer Marys spirituelle Zuflucht gewesen. Mit kaum fünfzig Jahren bekam sie Krebs, und ihr Leben sollte nur noch von kurzer Dauer sein. Als der Tod nahte, wurde Mary immer ängstlicher. Eines Abends, als ich sie besuchte, war sie sichtlich aufgewühlt. »Jesus liebt mich nicht. Jesus liebt mich nicht«, wiederholte sie immer und immer wieder, und Tränen strömten über ihr blasses Gesicht. Zum Zeitpunkt der größten Verwundbarkeit in ihrem Leben fühlte sie sich der wichtigsten Quelle ihrer Kraft und Zuflucht vollkommen beraubt. »Mary, Jesus liebt dich. Das ist seine Natur. Jesus liebt dich«, sagte ich sanft zu ihr. »Mary, Jesus liebt dich.«

Ein paar Nächte später trat Mary in den Sterbeprozess ein. Ich saß an ihrem Bett und wachte neben ihr. Ich entschied mich, während der Zeit ihres Sterbens eine stille Meditationsübung durchzuführen. Ich werde diese Praxis, genannt Essentielle Phowa (ausgesprochen poh-wa), weiter unten näher beschreiben. Ich visualisierte eine Verkörperung von Weisheit und Mitgefühl in strahlendem goldenem Licht über Marys Bett. Jesus kam mir fast sofort in den Sinn. Ich visualisierte ihn als eine leuchtende Präsenz im Raum. Marys Atem war schwer, und das ganze Zimmer war von einem Gefühl der Unruhe erfüllt. Während ich die Praxis fortsetzte, schien Mary allmählich immer friedvoller zu werden, ebenso die Atmosphäre im Zimmer. Im Moment ihres Todes machte sie drei lange Atemzüge. »Mary, Jesus liebt dich«, sagte ich leise und langsam. Sie schien schon so weit weg zu sein, wahrscheinlich nicht mehr imstande, meine Worte zu hören. Doch zu meinem Erstaunen hörte ich ein leises, kaum hörbares »Ja«, als sie das letzte Mal ausatmete. Im Zimmer war es vollkommen still, und es war von einem unglaublichen Frieden erfüllt. Mary war gegangen. Alles, was ich tun konnte, war, die Praxis fortzusetzen und bei ihr zu sein, in Ehrfurcht vor dem Geheimnis dessen, was wir Tod nennen.

Das Sterben und der Moment des Todes sind mehr als nur medizinische Prozesse. Jemanden in den letzten Wochen und Tagen seines Lebens zu begleiten ist eine kostbare Einladung, einen heiligen Raum zu betreten und eines der größten Mysterien des Lebens zu bezeugen.

Phowa wird im tibetischen Buddhismus als die wertvollste und kraftvollste spirituelle Praxis für den Moment des Todes angesehen. Sie ist eine fortgeschrittene Meditationspraxis, die eine detaillierte Anleitung und ein intensives Training erfordert. Die Übung, die ich am Bett von Mary gemacht habe, ist eine einfache und universelle Variante dieser Meditation, genannt Essentielle Phowa. Es ist eine Meditation, die jeder und jede tun kann und die wir für uns selbst oder für andere durchführen können.

Einer westlichen Leserschaft wurde sie erstmals in dem Klassiker *Das tibetische Buch vom Leben und vom Sterben* von Sogyal Rinpoche vorgestellt.

Essentielle Phowa schafft eine ruhige und friedvolle Atmosphäre, die nicht nur dem Sterbenden zugutekommt, sondern auch all denjenigen, die sich um ihn kümmern, sei es auf der Intensivstation, in der Notaufnahme, im Hospiz oder zu Hause. Das Schöne an der Praxis ist, dass jeder und jede sie ausführen kann, ganz unabhängig vom eigenen Glauben. Man kann sie an die eigenen Glaubensvorstellungen oder Überzeugungen anpassen, an das, was stimmig erscheint und ein Gefühl von Vertrauen, Frieden oder Trost vermittelt. Damit die Praxis wirksam ist, muss sich weder die Person, die die Praxis anbietet, noch die, für die sie gedacht ist, deswegen zum Buddhismus bekennen oder überhaupt einem Glauben folgen. In der Praxis visualisiert man oder denkt an einen Buddha oder eine andere spirituelle oder religiöse Gestalt, wie Jesus im Falle Marys. Sie können auch strahlendes Licht visualisieren. Diese Praxis können Sie so aufwendig oder so einfach gestalten wie Sie wollen. Eine häufige Sorge ist, wie wir sie umsetzen können, wenn wir die persönlichen Überzeugungen oder die spirituelle Tradition des anderen Menschen nicht kennen. Was ist, wenn wir es falsch machen? Es gibt aber keinen falschen Weg. Ob die Person, für die wir sie praktizieren, einer bestimmten religiösen oder spirituellen Tradition folgt oder gar keiner – wir missachten damit in keiner Weise ihre Überzeugungen und ihre Vorstellungen.

Essentielle Phowa ist nicht nur eine Meditation für die Zeit des Sterbens und den Moment des Todes. Sie kann uns in unserem Leben immer wieder helfen, wenn wir zum Beispiel eine Krise durchmachen, krank werden, mit einem Verlust konfrontiert sind oder wann immer wir das Gefühl haben,

Unterstützung zu brauchen oder einen Raum, der uns Trost, Sicherheit, Frieden und Heilung bietet.

> Lass deine Anhaftungen und Abneigungen los.
> Halte dein Herz und deinen Geist rein.
> Vereine deinen Geist mit dem Weisheitsgeist der Buddhas.
> Ruhe in der Natur des Geistes.
>
> »Herzensrat für den Moment des Todes«,
> aus der tibetisch-buddhistischen Tradition

Essentielle Phowa kann uns dabei helfen, Abschied zu nehmen, zerrüttete Beziehungen zu heilen und den Raum zu schaffen für einen tieferen inneren Prozess, der uns eine Quelle der Zuflucht oder Liebe entdecken lässt oder uns mit dieser Quelle wieder verbindet. Mit Hilfe dieser Praxis können wir einen sterbenden Menschen spirituell begleiten und auch nach dem Tod dem oder der Verstorbenen noch spirituell beistehen.

Wenn wir mit der Praxis beginnen, erscheint uns die angerufene Präsenz vielleicht zunächst als etwas Äußeres und uns Fernes. Versuchen Sie, die mitfühlende und weise Präsenz nicht als etwas außerhalb oder von Ihnen Getrenntes zu betrachten, sondern als eine Wiederspiegelung Ihrer inneren Quelle von Weisheit und Mitgefühl. Stellen Sie sich vor, Sie rufen Ihre eigenen guten Eigenschaften wach und verbinden sich mit dem, was immer schon verlässlich in Ihnen vorhanden war. Es ist eine geschickte Methode, um uns selbst zu zentrieren und uns wieder mit dem Kern unseres Wesens, der heil und heilig ist, zu verbinden. Indem wir eine äußere

Präsenz als Verkörperung dessen, woran wir glauben, visualisieren, entweder in Form einer spirituellen Gestalt oder eines strahlenden Lichts, können wir lernen, diesem heilen und heiligen Kern zu vertrauen, uns in ihn hinein zu entspannen oder uns einfach auf einer Gefühlsebene damit zu verbinden. Christina Puchalski, eine Ärztin und Pionierin im Bereich von Spiritualität und Medizin, drückt auf schöne Weise aus, was es heißt, mitfühlend präsent für einen Sterbenden zu sein. »Mitfühlende Präsenz bedeutet«, so erklärt sie, »sich von dem heiligen Ort in uns mit dem Heiligen in einem anderen Menschen zu verbinden.«

Essentielle Phowa für sich selbst

Achten Sie darauf, dass Sie bequem sitzen, aufrecht und entspannt. Schließen Sie sanft die Augen und lassen Sie Ihren Geist zur Ruhe kommen. Nehmen Sie sich etwas Zeit, um sich mit Ihrer mitfühlenden Motivation, diese Praxis durchzuführen, zu verbinden. Wenn Sie wollen, können Sie während der gesamten Übung die Augen geschlossen halten.

Visualisieren Sie nun im Raum vor Ihnen oder über Ihrem Kopf die Verkörperung dessen, was für Sie am ehesten Wahrheit, Weisheit und unendliche Liebe ausdrückt und was Ihr Herz öffnet in Form von klarem, strahlendem Licht. Dies könnte eine religiöse oder spirituelle Gestalt wie Buddha oder Jesus sein oder vielleicht ein spiritueller Lehrer, eine Lehrerin.

Machen Sie sich keine Sorgen, wenn Sie sich keiner bestimmten religiösen Tradition zugehörig fühlen oder sich nicht in dieser

Weise auf eine spirituelle Gestalt beziehen mögen. Visualisieren Sie einfach reines goldenes Licht am Himmel vor Ihnen. Wenn Sie kein deutliches Bild vor sich sehen können, spüren Sie einfach die Präsenz und vertrauen Sie darauf, dass sie da ist.

Richten Sie Ihren Geist und Ihr Herz auf die von Ihnen visualisierte mitfühlende Präsenz. Nehmen Sie nun wahr, was Sie bedrückt und belastet: Stress, Ängste, Sorgen oder Schmerzen.

Stellen Sie sich als Nächstes vor, dass diese unendlich liebevolle, mitfühlende und weise Präsenz von Ihrer innigen und aufrichtigen Motivation zutiefst berührt ist. Die Präsenz schaut Sie mit einem liebevollen, warmen Blick an und sendet Ihnen aus ihrem Herzen Liebe und Mitgefühl in Form eines Stroms von goldenen Lichtstrahlen. Diese Lichtstrahlen berühren alle Aspekte Ihres Seins. Spüren Sie deutlich, dass sie die tiefsten Winkel Ihres Geistes und Ihres Herzens erreichen – die Orte, die beispielsweise von Krankheit betroffen sind oder wo es die Angst vor Krankheit gibt.

Stellen Sie sich vor, während diese Lichtstrahlen immer weiter zu Ihnen hinströmen, dass dieses Licht das heilt, was der Heilung bedarf. Stellen Sie sich vor, dass es Vergebung, Verständnis und Frieden schenkt, jede vergangene Negativität heilt, jede schmerzhafte Geschichte, alles Unerledigte, destruktive Emotionen und Schmerzen – einschließlich aller tieferen, verborgenen Quellen Ihres Leidens.

Es ist gut, wirklich Zeit mit diesem Teil der Praxis zu verbringen, um sich wahrhaft zu öffnen und diesen heilenden Segen zu empfangen. Dies ist besonders wichtig, wenn Sie einen Mangel an Liebe spüren, sich von Verzweiflung und Angst zerrissen fühlen, Angst haben, dass einige Dinge, die Sie vielleicht getan oder gesagt haben, unverzeihlich sind, oder wenn Sie selbst darum kämpfen, anderen zu vergeben.

Stellen Sie sich am Ende der Praxis vor, dass Ihr ganzes Wesen durch das Licht, das von dieser Präsenz ausströmt, vollständig geheilt worden ist. Jede einzelne Zelle Ihres Körpers wurde transformiert, und Ihr gesamtes Sein löst sich nun in einer kleinen Lichtkugel auf. Diese Lichtkugel schwebt jetzt hoch und verschmilzt untrennbar mit dem Herzen der Präsenz im Raum über Ihnen. Ruhen Sie so lange wie möglich in diesem Zustand der Einheit, bevor Sie die Meditation abschließen.

Nehmen Sie sich ausreichend Zeit, um sich mit dieser Meditation vertraut zu machen. Eine Freundin, die sich viele Jahre lang zu Hause um ihren kranken Mann gekümmert hat, erzählte, dass sie diese Praxis immer dann für sich gemacht habe, wenn sie sich verschlossen oder verzweifelt fühlte: »Für mich geht es bei der Praxis um das Wissen, dass die großen Geistwesen immer hier sind – bereit, uns zu lieben und zu helfen. Es ist, als ob sie unseren Zustand kennen, sie kennen unsere Probleme. Sie können den Schmerz und unsere menschlichen Bedingungen sehen. Sie haben diese ungeheure Wärme und Fürsorge und den echten Wunsch, den Wesen zu helfen. Ich habe das erfahren und vertraue darauf. Ich empfinde das besonders stark bei der Essentiellen Phowa-Praxis. Da habe ich dieses sehr starke Gefühl, dass für mich gesorgt wird – ich spüre das Licht, das mich durchdringt.«

Sie können die Praxis still am Bett für eine andere Person ausführen oder wann immer Sie an sie denken. Das Schöne ist, dass Sie diese Meditation auch aus der Ferne für den anderen praktizieren können, wo immer Sie sind. Wenn Sie wollen und der sterbende Mensch dafür offen und interessiert ist, können Sie die Essentielle Phowa mit ihm teilen. Ermutigen Sie ihn, die Praxis auf eine ihm persönlich sinnvoll erscheinende Weise anzupassen und ihr so Bedeutung zu geben.

Essentielle Phowa kann für einen schwerkranken oder im Sterben liegenden Menschen sehr segensreich sein. Besonders kraftvoll und wirksam ist die Praxis auch direkt nach dem Tod eines Menschen und in den folgenden Tagen oder Wochen.

Wenn Sie für einen anderen Menschen praktizieren, sind die einzelnen Schritte im Grunde dieselben wie oben beschrieben. Der einzige Unterschied besteht darin, dass Sie sich die Verkörperung von Wahrheit, Weisheit und Mitgefühl über dem Kopf der betreffenden Person vorstellen.

Bitten Sie aus der Tiefe Ihres Herzens um Führung und Unterstützung für diesen Menschen, der krank ist, stirbt oder bereits gestorben ist. Dann stellen Sie sich vor, wie Lichtstrahlen von der visualisierten Präsenz zu ihm hinströmen. Visualisieren Sie, wie das Licht Heilung für alle körperlichen, emotionalen oder geistigen Schmerzen und Leiden bringt, die dieser Mensch in seinem ganzen Leben erfahren haben mag, dass es auch Heilung für Krankheiten und die verborgenen Quellen des Leidens bringt. Wenn der Mensch bereits verstorben ist, so stellen Sie sich vor, dass diese Lichtstrahlen jedes Leiden heilen, das er während seines Sterbeprozesses und im Moment des Todes erlebt hat. Rufen Sie die Gnade und den Segen der mitfühlenden, liebenden Präsenz an, solange Sie wollen. Stellen Sie sich vor, wie das gesamte Wesen des Menschen von diesem heilenden Licht umhüllt und allmählich von ihm transformiert wird.

Visualisieren Sie am Ende der Meditation, wie sich die sterbende Person in das Licht hinein auflöst und mit dem Herzen der strahlenden Präsenz eins wird.

Nach den tibetisch-buddhistischen Lehren stirbt beim Tod unser gewöhnlicher, denkender, von Wut, Begierde und Unwissenheit angetriebener Geist und was offengelegt wird, ist die wahre Essenz des Geistes, jenseits von Gedanken und Emotionen. Wenn wir diese Essenz erkennen, ist, so heißt es, Befreiung möglich. Diese Essenz wird mit einem wolkenlosen Himmel verglichen – offen, klar und weit. In der christlichen Kontemplation und vielen mystischen Traditionen kennt man unterschiedliche Namen für diese tiefere Wirklichkeit wie »Gott«, »das Göttliche«, »die verborgene Essenz«. Im Buddhismus wird von Buddha-Natur, der Natur unseres Geistes, der Grundlichtheit oder dem klaren Licht gesprochen.

Als ich bei Mary saß im Augenblick ihres Todes und in der Zeit unmittelbar danach und den tiefen Frieden, die Wärme und die Klarheit im Raum spürte, habe ich mich gefragt, ob sie selbst einen Schimmer dieses klaren Lichts erfahren hat, von der kontemplativ Praktizierende im Laufe der Jahrhunderte immer wieder gesprochen haben.

9

Sterbende zu begleiten ist ein Geschenk

Die Verleugnung des Todes ist eine machtvolle, fast unwiderstehliche Kraft. Auch nach all den Jahren der Arbeit in der Sterbebegleitung erwische ich mich manchmal, wenn ich über meinen eigenen Tod nachdenke, immer noch dabei, nicht darüber nachzudenken, *wann* ich sterbe, sondern *ob* ich sterbe. Die Realität meines eigenen Todes traf mich erstmals mit voller Wucht an einem Juli-Nachmittag vor fast 25 Jahren. Obwohl ich zu diesem Zeitpunkt schon bei vielen Sterbenden am Bett gesessen hatte, hatte ich es dennoch immer wieder geschafft, mich vor der schmerzhaften Tatsache zu schützen, dass ich selbst eines Tages in einem solchen Bett liegen würde. Ich war bei Mai-Lee, einer Dame Ende fünfzig, deren zierlicher Körper durch den Krebs völlig abgemagert war. Ich versuchte, ihr zu helfen, sich im Bett aufzurichten. Mit einem Achselzucken blickte sie auf ihre knöcherne Hand, und als sie den Kopf hob, sahen mich ihre großen, dunklen Augen direkt an. Ihr Blick war nackt, durchdringend, frei von jeglicher Scheu. Als er mich traf und ich ihm nicht auswich, in diesem Moment traf mich die schmerzhafte Wahrheit meines eigenen Todes mit voller, direkter Wucht. Ich sah meine Zukunft in ihren Augen gespiegelt.

Unsere Existenz ist so vorübergehend wie Herbstwolken.
Die Geburt und den Tod der Wesen zu beobachten ist wie die Bewegungen eines Tanzes zu betrachten.
Eine Lebenszeit ist wie ein Blitz am Himmel.
Er rast vorbei wie ein Sturzbach einen steilen Berg hinunter.

Buddha Shakyamuni

Mit unheilbar kranken Menschen zusammen zu sein ist eine tiefe Kontemplation über unsere eigene Sterblichkeit und unsere gemeinsame menschliche Fragilität. Es ist, als schauten wir in den Spiegel unserer eigenen Realität, die unabwendbar vor uns liegt. Die Krankheit der anderen, ihre Verletzlichkeit und ihr Tod sind unsere eigenen. Am Anfang ist es eine große Herausforderung und zutiefst beunruhigend, sich dieser Wahrheit zu stellen. Aber mit der Zeit wird es möglich, sich ihr zuzuwenden, mit weniger Angst und sogar mit Vertrauen.

Sterben zu begleiten und bei Sterbenden zu sein bedeutet, mit unserem *eigenen* Sterben zu sein. Es ist eine einmalige und kostbare Aufforderung, wenn wir es denn so sehen können, sich unserer Sterblichkeit bewusst zuzuwenden, anstatt uns von dieser Tatsache abzuwenden. Die Wahrheit ist, dass wir alle sterben, wir wissen nur nicht, wann und wie. Es ist eine Sache, diese Wahrheit intellektuell zu verstehen, aber eine andere, sie tatsächlich tief in sich zu spüren. In meiner Arbeit habe ich erfahren, wie wichtig es ist, die eigenen Ängste und Überzeugungen zu beleuchten, so »irrational« sie auch sein mögen, da unsere Einstellung unsere Wahrnehmungen und Handlungen beeinflusst – zum Beispiel die irrationale

Angst, dass ein offenes Gespräch über den Tod den eigenen Tod zur Folge haben könnte.

Unsere Ängste hindern uns daran, uns mit uns selbst und mit dem sterbenden Menschen wohlzufühlen. Solange wir der Realität von Tod, Leid und Verlust nicht ins Auge sehen wollen und zögern, unsere eigene Sterblichkeit zu betrachten, wird uns die Gegenwart eines geliebten Menschen oder Patienten, der schwer krank ist oder im Sterben liegt, immer erschrecken und ängstigen.

Es mag überraschend klingen, aber bei Tod und Sterben geht es tatsächlich um das Leben und wie wir es leben. In Gegenwart des Todes wird das Leben unerwartet reich und lebendig. Im Schmerz und in der Traurigkeit über den drohenden Verlust derjenigen, die uns etwas bedeuten und um die wir uns kümmern, verwandelt sich das Lächeln in ihren Augen oder das Geräusch ihres friedlichen Schlafs in das Allerheiligste und Kostbarste. Wenn wir den Mut haben, für Sterbende wirklich präsent zu sein, gibt uns das die Möglichkeit, offen und bewusst zu werden und aufzuwachen, um vielleicht zum ersten Mal die Kostbarkeit unseres eigenen menschlichen Lebens zu sehen. Sterben ist auch Leben, ein Teil davon, es ist nicht davon getrennt.

> Ich will nicht sagen, dass man den Tod *lieben* soll; aber man soll das Leben so großmütig, so ohne Rechnen und Auswählen lieben, dass man unwillkürlich ihn [des Lebens abgekehrte Hälfte] immerfort mit einbezieht, ihn mitliebt – was ja auch tatsächlich in den großen Bewegungen der Liebe, die unaufhaltsam sind und unabgrenzbar, jedesmal geschieht!

> Nur weil wir den Tod ausschließen in einer plötzlichen Besinnung, ist er mehr und mehr zum Fremden geworden, und da wir ihn im Fremden hielten, ein Feindliches.
>
> Rainer Maria Rilke

Der Tod fordert uns heraus, in der Nacktheit des gegenwärtigen Moments voll präsent zu sein, das Bedürfnis nach Kontrolle in Situationen, über die wir keine Kontrolle haben, loszulassen und unsere eigene Machtlosigkeit zu erkennen und zu akzeptieren. Wir können lernen zu sehen, was wirklich ist, was wahr ist, was zählt und wer wir sind, jenseits dieses Körpers und dieses Lebens. *Wenn sich alles ändert und stirbt, worauf kann ich mich dann wirklich verlassen? Was ist meine innere Quelle des Vertrauens und der Stärke, mein Zufluchtsort?*

Ironischerweise hat die Begleitung Sterbender und unsere Fürsorge vor dem Hintergrund unserer eigenen Ohnmacht eine machtvolle Wirkung. Sobald wir aufhören, unsere Energie in die Verleugnung fließen zu lassen, und lernen, den Tod anzunehmen, wird diese Akzeptanz zu einer Stärke; und es ist eine Stärke, aus der andere schöpfen können. Versuchen Sie sich also, so weit wie möglich, nicht vor dem Tod zu schützen. Schließen Sie mit ihm Freundschaft, egal in welch kleinen Schritten. Lassen Sie zu, dass der Tod Sie berührt und Ihr Herz öffnet. Wir sind in dieser Hinsicht alle in der gleichen Situation. Der Tod ist eine universelle Erfahrung, und mit jedem Augenblick nähern wir uns ihm. Wenn wir diese Wahrheit anerkennen, nicht nur auf intellektueller Ebene, sondern indem wir lernen, mit ihr auf eine tief empfundene, persönliche und auf Erfahrung beruhende Weise zu leben, berühren wir den Boden des Mitgefühls. Beim Mitgefühl geht es um Furchtlosigkeit. Es geht darum, den Mut zu haben, auf etwas zuzugehen, das wir normalerweise fürchten.

Wenn wir einen sterbenden Menschen begleiten, tun wir dies mit unserem Körper, unserer Sprache und unserem Geist und mit unseren Fähigkeiten und Kenntnissen. Wir leihen dem anderen unsere körperliche Stärke, wenn er einen starken Arm braucht. Wir sprechen Worte des Trostes, oder wir hören in Stille mit Zärtlichkeit und Liebe zu. Wir teilen die Klarheit unseres Geistes inmitten von emotionalen Umbrüchen und geistiger Verwirrung. Aber wir sind nicht nur die Gebenden in einer Begleitung. Indem die sterbende Person ihre Erfahrungen mit uns teilt, gibt auch sie; und dieser Prozess des *Gebens und Empfangens* verwandelt auch uns.

Es wird wohl immer eine große Versuchung bleiben, unsere Beziehung zum Tod zu ignorieren. Es ist so einfach, in die Rolle einer *helfenden Person* zu schlüpfen mit der scheinbar selbstlosen, aber dualistischen Haltung von »*ich* helfe *dir*«. In dieser Rolle passieren Sterben und Tod den anderen und Gott sei Dank nicht uns. Wir arbeiten mit der Illusion, dass wir eine kugelsichere Weste tragen – Tod, Schmerz und Leid können uns nicht berühren. Wir machen den Sterbenden zum Objekt oder zum Opfer, um nicht von seinem Leid und seinen Schmerzen berührt zu werden. Die Sterbende wird zu jemandem, die Rettung oder Nächstenliebe braucht.

Leider trennt uns diese Strategie, anstatt uns zu schützen, von unserem guten Herzen und der Möglichkeit, eine echte Verbindung herzustellen. Die sterbende Person, die bereits extrem verletzlich ist, fühlt sich nicht gesehen und, schlimmer noch, ihrer Macht beraubt, beschämt und verlegen; und wir, die begleitende Person, fühlen uns am Ende getrennt, verärgert und ausgebrannt. Natürlich möchten wir alle uns sicher- und wohlfühlen, aber wenn wir dieses Bedürfnis nicht auch einmal loslassen können, besteht die Gefahr, dass es bei der Begleitung Sterbender mehr um unsere Bedürfnisse nach Sicherheit und Wohlfühlen geht als um ihre.

Die Angst vor dem Tod zusammen mit der Angst vor dem Leiden wird Erschöpfung und auf lange Sicht Burnout verursachen, wenn wir nicht mit Mitgefühl und Freundlichkeit für uns selbst damit umgehen lernen.

In Gegenwart des Todes zu sein kann für uns die tiefsten Fragen aufwerfen und somit ein mächtiger Katalysator sein, um endlich Frieden zu schließen – sogar Freundschaft – mit dem Tod und damit mit dem Leben. Unsere Angst vor dem Tod zu erkennen und anzuerkennen ist der erste und, wie ich glaube, der wichtigste Schritt, um zu einem tieferen Verständnis, zu Gelassenheit und Frieden zu gelangen. Wie ich aus eigener Erfahrung weiß, kann es unglaublich unterstützend und befreiend sein, dieses herausfordernde Thema durch Nachdenken, Meditieren, Schreiben oder in Gesprächen mit Gleichgesinnten auf offene und furchtlose Weise zu erforschen.

Inmitten von Chaos, emotionalem Aufruhr und oft ergreifenden und schmerzhaften Gefühlen der Bodenlosigkeit helfen uns eine zärtliche Freundlichkeit uns selbst gegenüber, grundlegende Akzeptanz und Verständnis, offen mit dem zu sein, was wir erleben, und uns in das hinein zu entspannen, was wir sind. Wir können so unseren natürlichen Grund und unser wahres Wesen entdecken, das von Natur aus stabil und gleichzeitig offen, klar, weit und zutiefst mitfühlend ist und uns so ermöglicht, voll und ganz zu leben und furchtlos »mit der Veränderung zu tanzen«. Dies zu entdecken ist das größte Geschenk, ist die größte Kostbarkeit. Sie werden uns zuteil, wenn wir präsent für Sterbende sind und achtsam, wach und mitfühlend an ihrer Seite gehen.

> Solange der Raum besteht
> und fühlende Wesen darin verweilen,
> möge auch ich verbleiben,
> um das Leid der Welt zu vertreiben.
>
> Shantideva

Anhang

Ins Gespräch kommen

Eine gute Frage kommt immer aus der Weisheit des Herzens. Sie schafft Verbindung, wo vielleicht noch keine existierte, oder mehr Nähe, wo zuvor Distanz herrschte. Eine gute, interessierte Frage wird es einem schwerstkranken Menschen erleichtern, sich zu öffnen. Offen gehaltene Fragen sind im Allgemeinen besser; geschlossene Fragen, die einfach mit ja oder nein beantwortet werden können, haben ein viel geringeres Kommunikationspotenzial. Offene Fragen ermutigen den anderen Menschen zum Nachdenken und signalisieren, dass wir zuhören.

Die folgenden Fragen und Reflexionen haben mir in meinen Begleitungen geholfen, gut mit meinem Gegenüber ins Gespräch zu kommen. Sie sind in der Du-Form gehalten. In einer professionellen Begleitung sollten wir immer darauf achten, was stimmig und vor allem respektvoll im Kontakt mit dem betreffenden Menschen ist. Die erste Gruppe von Fragen kann helfen, ein Gespräch zu eröffnen. Die darauf folgenden sind den bereits erwähnten »vier Aufgaben des Lebens und Sterbens« von Christine Longaker zugeordnet. Die Fragen sind als Vorschläge gedacht. Sie sind keine Checkliste, die man automatisch abspult und abhakt, oder bloß Mittel zum Zweck, um dem anderen Menschen unsere eigenen Antworten und Ideen anzubieten oder überzustülpen. Schauen Sie, mit welcher der Fragen Sie in Resonanz treten können. Sie könnten bei jedem Besuch eine (andere) Frage wählen, um ins Gespräch zu kommen. Lassen Sie sich immer von den Antworten und Gedanken des sterbenden Menschen leiten und seien Sie neugierig und aufrichtig interessiert daran, was für ihn zählt. Geben Sie der Stille Raum, seien Sie geduldig und erliegen Sie nicht der Versuchung, schnell mal an Stelle des oder der anderen antworten zu wollen. Wenn Sie spüren, dass es Sie sehr dazu drängt, das zu tun, atmen Sie einfach dreimal lang und tief ein und aus, bevor Sie reagieren.

Fragen, die einen Anfang machen können:

- Wie erlebst du all das, was du gerade durchmachst?
- Gibt es etwas, das dich belastet?

Auch als Einstieg geeignet:

Wenn du mal über etwas reden möchtest, bitte vergiss nicht, dass du mich immer ansprechen kannst.

Leid verstehen und verwandeln

- Was macht dir Angst, wenn du ans Sterben denkst?
- Was sind deine Befürchtungen und Sorgen? Worauf hoffst du?
- Was hat dir in deinem Leben geholfen, Schwierigkeiten zu überwinden?
- Welcher Teil in dir ist im Moment der stärkste?

Eine Verbindung aufnehmen, Beziehungen heilen und loslassen

- In welchen Momenten deines Lebens hast du Verbundenheit und Liebe gespürt?
- Gibt es Menschen, die dir jetzt besonders wichtig sind? Wer gehört zu dir?
- Wer oder was gibt dir ein Gefühl von Zugehörigkeit?
- Wen möchtest du gerne hier haben?
- Gibt es etwas, das du anderen mitteilen möchtest? Was hält dich davon ab?
- Hast du Angst, anderen eine Last zu sein?
- Was bekümmert dich am meisten, wenn du an die Menschen denkst, die du zurücklassen wirst?
- Wen soll ich informieren, wenn nur noch wenig Zeit bleibt?

Einen Sinn im Leben finden

- Magst du mir aus deinem Leben erzählen?
- Was hat dir Freude gemacht? Worauf bist du stolz?
- Gibt es etwas, mit dem du nicht in Frieden bist?
- Was ist jetzt für dich das Wesentliche?
- Gibt es etwas, was du gerne machst oder genießt?
- Gibt es etwas, das du in der Zeit, die dir bleibt, noch erreichen möchtest?
- Gibt es Unerledigtes oder Dinge, die du noch gut zu Ende bringen möchtest?
- Wie möchtest du, dass wir dich in Erinnerung behalten?

- Was gibt dir Kraft? Was trägt dich?
- Was ist deine spirituelle Heimat?
- Gibt es eine Kirchengemeinde oder eine religiöse oder spirituelle Gemeinschaft, mit der du verbunden bist oder mit der du gerne Kontakt aufnehmen würdest?
- Gibt es Dinge, die dir Trost schenken oder schenken könnten?
- Magst du mir von Orten oder Zeiten in deinem Leben erzählen, die für dich mit innerem Frieden oder Glück verbunden sind?
- Wenn der Zeitpunkt deines Todes nahe ist, gibt es etwas, das ich für dich tun könnte?

Die Art und Weise, wie Sie die Fragen verwenden, hängt in erster Linie von Ihrer Beziehung zu der sterbenden Person ab. Für einige könnte eine direkte, klare Frage gut funktionieren, für andere wird vielleicht ein indirekterer und sanfterer Einstieg besser sein. Eine dem anderen Menschen wirklich zugewandte Frage ist eine Einladung. Ob oder wann er sie annimmt, liegt bei ihm. Es ist in Ordnung, wenn Sie keine Antwort bekommen, aber die betreffende Person weiß nun, dass sie sich an Sie wenden kann, wenn sie jemanden zum Reden braucht. Ihre Tür ist offen.

Meine Kollegin Beate Dirkschnieder, die seit vielen Jahren als Sozialarbeiterin in einem Hospiz tätig ist, stellt neuen Gästen bei ihrer Aufnahme eine Frage, die für mich in Bezug auf eine professionelle Begleitung alles wunderbar auf den Punkt bringt: »Was müssen wir über Sie wissen, damit wir gut für Sie sorgen können?«

Unerledigtes zum Abschluss bringen

Die Zeit des Sterbens und Abschiednehmens ist eine kostbare Zeit, auf das gelebte Leben zurückzuschauen. Die Dinge, die bisher unerledigt oder unausgesprochen geblieben sind, können einen sterbenden Menschen aber schwer belasten und einen friedlichen Tod verhindern. Nicht immer wird es uns gelingen, einem Menschen zu helfen, alte Wunden zu heilen. Zu große Schuldgefühle, Scham, Angst, auch vor dem Urteil anderer, mögen ihn davon abhalten, sich ihnen zuzuwenden. In meinen Begleitungen habe ich jedoch auch erlebt, wie gerade die Unvermeidlichkeit des Todes einem sterbenden Menschen die Kraft geben kann, mit sich und der Welt ins Reine zu kommen.

Die Methode »Unerledigtes zum Abschluss bringen«, welche die amerikanische Hospizpionierin Christine Longaker entwickelt hat, verbindet buddhistische Mitgefühlspraxis und Techniken aus der Gestalttherapie. Diese Methode ist vor allem dann hilfreich, wenn es Kommunikationsblockaden und alte Verletzungen zwischen dem sterbenden und ihm nahestehenden Menschen gibt.

Im Folgenden beschreibe ich diese Methode so, dass Sie sie zunächst einmal für sich selbst ausprobieren und Erfahrungen damit machen können, bevor Sie sie mit dem sterbenden Menschen teilen und ihn unter Umständen bei der Durchführung unterstützen können.

Bevor Sie mit der Übung beginnen, nehmen Sie sich bitte Zeit und fassen Sie bewusst den Entschluss, alles, was Ihnen auf dem Herzen liegt, aufrichtig auszusprechen und die unerledigte Angelegenheit wirklich abzuschließen.

Denken Sie dann an einen Menschen, mit dem Sie noch Unerledigtes zu klären haben. Stellen Sie sich vor, die betreffende Person sitzt Ihnen gegenüber – und sie ist offener als jemals zuvor und bereit, sich anzuhören, was Sie ihr sagen wollen. Aber auch Sie sind aufgeschlossener als in der Vergangenheit und willens, sich zu verständigen und das Problem zu lösen.

Richten Sie nun Ihre Achtsamkeit nach innen und spüren Sie in Ihrem Herzen, was Sie der anderen Person wirklich sagen möchten. Nehmen Sie dann ein Blatt Papier und einen Stift und schreiben Sie ehrlich auf, was aus Ihrer Sicht das Problem ist, ohne die damit verbundenen Gefühle wieder aufflammen zu lassen. Schreiben Sie alle Ihre Gedanken nieder, alles, was Ihnen auf dem Herzen liegt, alle Gefühle von Verletztheit oder Bedauern. Beschreiben Sie das Problem so verantwortungsbewusst wie möglich, ohne den anderen anzugreifen oder sich zu verteidigen. Rufen Sie sich dabei immer wieder in Erinnerung, dass Ihr Gegenüber offen ist und Ihnen wirklich zuhört.

Stellen Sie sich in einem nächsten Schritt vor, wie die andere Person Ihnen antwortet und das Problem aus ihrer Sicht schildert. Schreiben Sie auf, was sie sagen könnte. Tun Sie das ganz spontan, ohne lange darüber nachzudenken oder es in Gedanken zu kommentieren. Fangen Sie einfach an zu schreiben und schauen

Sie, was passiert. Erinnern Sie sich daran, dass der andere Mensch Ihnen wirklich zugehört und vielleicht anders reagiert hat, als Sie erwartet hatten.

Schauen Sie, ob es noch andere Dinge gibt, die Sie gerne mitteilen möchten. Schreiben Sie diese ebenfalls auf. Geben Sie dem anderen jetzt erneut die Zeit, Ihnen zu antworten, und schreiben Sie seine Antwort auf.

Führen Sie den Dialog so lange fort, bis Sie alles ausgesprochen haben.

Nehmen Sie sich Zeit und schauen Sie, ob Sie die belastende Vergangenheit loslassen und sich selbst oder/und Ihrem Gegenüber verzeihen können.

Wenn es Ihnen möglich ist, bitten Sie den anderen um Verzeihung, falls Sie ihn verletzt haben. Oder versuchen Sie, dem anderen zu verzeihen, falls er Sie verletzt hat. Spüren Sie, wie heilsam es ist, zu vergeben oder dass Ihnen vergeben wird.

Schauen Sie in Ihrem Herzen, ob es positive Gefühle wie Wertschätzung und Liebe gibt, die Sie der anderen Person gern mitteilen möchten. Schreiben Sie diese auf.

Stellen Sie sich zum Schluss vor, diese Beziehung loszulassen und im Guten voneinander Abschied zu nehmen. Falls Sie möchten, können Sie den Dialog einem vertrauten Menschen oder sich selbst vorlesen, um sich so von der problembeladenen Vergangenheit zu befreien. Falls der betreffende Mensch, mit dem Sie die schwierige Beziehung hatten, noch lebt kann diese Methode Sie dabei unterstützen, ein klärendes Gespräch zu suchen.

Falls Sie diese Übung mit einem schwerkranken Menschen machen, der geistig klar ist und den Wunsch äußert, eine Beziehung zu heilen, aber nicht mehr in der Lage ist, zu schreiben, dann ermutigen Sie ihn, Ihnen das Problem so aufrichtig wie möglich zu beschreiben. Hören Sie ihm einfach zu. Ermutigen Sie ihn in einem nächsten Schritt, sich in die Lage der anderen Person zu versetzen und aus deren Perspektive, die Situation zu beleuchten, bis der Betreffende ein Gefühl der Erleichterung oder Klarheit verspürt. Mit Einvernehmen des Sterbenden könnten Sie diesen Prozess auch aufnehmen. Falls der Sterbende es möchte, können Sie die Aufnahme zu Lebzeiten oder nach dem Tod dem Menschen zur Verfügung stellen, mit dem er die schwierige Beziehung hatte.

Anzeichen eines nahenden Todes

Ann Allegre und Beate Dirkschnieder sind Kursleiterinnen im Spiritual Care Programm und in »Authentic Presence« (»Authentische Präsenz«), einem Trainingsprogramm in der kontemplativen Methode für Sterbebegleitung. Ann ist Palliativärztin in Kansas; Beate arbeitet als Hospiz-Sozialarbeiterin in Deutschland. Beide verfügen sie über langjährige Erfahrungen. Ich bat sie, über ihr Wissen und ihre Erkenntnisse in Bezug auf die gewöhnlichen Anzeichen und Symptome eines nahenden Todes zu sprechen. Denn ein grundlegendes Verständnis dessen, was Sie erwartet, wenn Sie einen sterbenden Menschen begleiten, sowie eine fachkundige Unterstützung durch Gesundheits-, Palliativ- und Hospizdienste werden Ihnen dabei helfen, Ängste abzubauen, Sicherheit zu gewinnen und das Risiko, im letzten Moment in Panik zu geraten, zu vermeiden.

Woher wissen wir, dass der Tod nahe ist?
Beate: »Wie lange hat mein geliebter Mensch noch zu leben?« Dies ist eine häufig gestellte Frage, und die Antwort ist, dass niemand das weiß. Eine Person kann viel schneller sterben als erwartet oder für Wochen oder sogar Monate weiterleben. Es ist schwierig, genau zu wissen, wann jemand stirbt. Jeder Tod ist einzigartig. Dennoch gibt es normalerweise gewisse physi-

sche und nicht-physische Anzeichen, die uns sagen, dass der Tod nahe ist. Diese können schon Monate vor dem Lebensende auftreten oder auch erst in den letzten Tagen.

ANN: Die meisten Menschen mit einer fortgeschrittenen Krankheit werden mit der Zeit immer schwächer und benötigen mehr Hilfe und Unterstützung von den Menschen in ihrem Umfeld. Zuerst brauchen sie vielleicht nur Hilfe, um aus dem Haus zu kommen oder ein Bad zu nehmen. Später benötigen sie möglicherweise rund um die Uhr Hilfe, weil sie nicht mehr ohne Unterstützung von einem Stuhl aufstehen oder gehen können. Sie benötigen Hilfe beim Anziehen, beim Kochen und beim Aufsuchen der Toilette. Irgendwann sind die meisten Menschen zu schwach, um aufzustehen und um sich vielleicht sogar im Bett zu drehen. Sie können Schwierigkeiten haben, selbständig zu essen und zu trinken und sogar zu schlucken. Ihre Stimme kann zu schwach werden, und sie können sich nicht mehr verständlich machen, und wegen ihrer Schwäche kann es ihnen zunehmend schwerfallen, die Augen offen zu halten.

Zusammen mit der körperlichen Schwäche haben Menschen, die im Sterben liegen, weniger Energie für Aktivitäten, die sie früher leicht bewältigt haben. Wie können wir sie in dieser Phase am besten unterstützen?

ANN: Es ist wichtig, Energie zu sparen und den Aktivitäten Vorrang zu geben, die für den betreffenden Menschen am wichtigsten sind. Einige Hospizschwestern sagen den Patienten: »Bedenken Sie, dass Sie für einen Euro Energie pro Tag haben. Es könnte Sie zwanzig Cent kosten, eine Dusche zu nehmen, und dreißig Cent, um für eine halbe Stunde eine Freundin zu besuchen. Sorgen Sie dafür, dass Sie das Beste aus dem machen, was Sie haben.«

Die meisten Menschen verbringen längere Zeit mit Schlafen, oft mit häufigen Nickerchen, und sie verspüren vermehrt das Bedürfnis, sich nach größeren Aktivitäten auszuruhen. Schließlich werden sie vielleicht die meiste Zeit schlafend verbringen. Gegen Ende des Lebens, wenn sie bettlägerig sind und nicht einmal mehr die Energie haben, die Augen die meiste Zeit offen zu halten, kann es schwierig sein, zu sagen, ob sie schlafen oder mit geschlossenen Augen daliegen. Gehen Sie immer davon aus, dass sie die Gespräche um sich herum hören und verstehen können, auch wenn sie nicht antworten.

Oft zeigen wir unsere Zuneigung, indem wir Mahlzeiten zubereiten und zusammen essen, aber gegen Ende seines Lebens hat ein Mensch häufig immer weniger das Bedürfnis, etwas zu sich zu nehmen. Das kann für Menschen im Umfeld Sterbender schwer sein. Welchen Rat würdet ihr ihnen geben?

ANN: Die meisten Menschen mit fortschreitender Krankheit haben immer weniger Lust, etwas zu essen. Dies bereitet Nahestehenden oft große Sorge, denn sie befürchten, dass der oder die Sterbende aufgrund mangelnder Nahrungsaufnahme schwächer wird. Die Erfahrung hat jedoch gezeigt, dass es in den meisten Fällen zu keiner Verbesserung führt, jemanden zum Essen zu zwingen oder ihn künstlich (zum Beispiel intravenös) zu ernähren. Es kann dadurch aber zu neuen Komplikationen wie Schwellungen, Übelkeit und Stauungen kommen. Überraschenderweise gibt es Menschen, die wochen- oder sogar monatelang mit kleinsten Mengen an Flüssigkeit und Nahrung auskommen.

Das Beste bei abnehmendem Appetit ist, nur die Speisen anzurichten, die der betreffende Mensch gerne zu sich nimmt, in der Menge, die er essen kann. Wie eine Hospizschwester sagte: »Wenn sie nur zwei Erbsen essen wollen, leg einfach zwei Erbsen auf den Teller.« Allein der Anblick eines vollen Tellers kann ihnen den Appetit rauben. Im Allgemeinen sind fruchtige Aromen und leicht verdauliche Lebensmittel ansprechender als schwere Mahlzeiten. Wenn Menschen, die dem Tod nahe sind, nach einem Lieblingsessen fragen, haben sie dennoch häufig nach ein paar Bissen das Gefühl, genug zu haben. Angehörige sollten regelmäßig Speisen und Getränke anbieten, ohne aber den Betreffenden damit zu belästigen oder mit ihm darüber zu streiten, ob er genug isst oder trinkt.

Gegen Ende des Lebens entwickeln die meisten Menschen aufgrund ihrer extremen Schwäche und Schläfrigkeit Schluckbeschwerden. Sie können beim Schlucken sogar ersticken. So sollten sie nur in wachem Zustand mit Nahrung und Flüssigkeit versorgt werden und nach Möglichkeit dabei aufrecht sitzen. Kleine Schlucke und Bissen von weicher Nahrung sind leichter zu schlucken. Wenn Sterbende Hustenanfälle bei der Nahrungs- oder Flüssigkeitsaufnahme bekommen, sollte man ihnen die Wahl überlassen, ob sie weiterhin versuchen wollen, zu essen oder zu trinken oder nicht. Flüssigkeiten können Verdickungsmittel zugesetzt werden, um sie leichter schluckbar zu machen, aber viele Menschen ziehen es vor, mit normalen »dünnen« Flüssigkeiten fortzufahren.

Wenn Menschen überhaupt nicht mehr schlucken können, ist es immer noch wichtig, ihren Mund feucht und sauber zu halten, indem man feuchte Tupfer verwendet. Sie können in ein Getränk getaucht werden, das der Patient mag, so dass er den Geschmack genießen kann.

Wie sieht es mit Veränderungen in der Atmung aus? Viele Familienangehörige, nahe Freunde und Freundinnen sagen, dass dies oft die schwierigste und beunruhigendste Veränderung ist, die man miterleben kann.

ANN: Kurzatmigkeit ist ein häufiges Symptom am Ende des Lebens, besonders bei Krankheiten, die Herz und Lunge betreffen, und sie kann in vielen Situationen auftreten. Die Ursache für die Atemnot sollte nach Möglichkeit von medizinischem Fachpersonal festgestellt und angegangen werden. Die größte Unterstützung, die Familienmitglieder oder nahe Freundinnen und Freunde bieten können, ist, den sterbenden Menschen durch ihre Anwesenheit, Zuneigung und Liebe zu beruhigen. Andere Dinge, die sie tun können, um das Gefühl der Atemnot zu lindern, sind, einen Ventilator anzustellen, um die Luft zu bewegen, den Raum kühl zu halten, der Person einen Blick ins Freie zu ermöglichen, sie nicht zu beengen und ihr in eine Position zu verhelfen, die für ihre Atmung am besten ist, und sich dabei vom medizinischen Pflegepersonal beraten zu lassen.

Gegen Ende des Lebens, besonders in den letzten Stunden oder Tagen, wird die Atmung bei vielen Menschen unregelmäßig. Es gibt Perioden mit tiefen Atemzügen, die sich allmählich verlangsamen und flacher werden, was zu kurzen

Lücken zwischen den Atemzügen führt. Diese Lücken, die Apnoe genannt werden, dauern oft fünfzehn bis zwanzig Sekunden, aber sie können auch über eine Minute lang andauern. Sie scheinen dem oder der Sterbenden keine Unannehmlichkeiten zu bereiten, können aber für Angehörige, die befürchten, dass er oder sie nicht mehr einatmen wird, sehr belastend sein. Wenn Sterbende diese Perioden der Apnoe haben, während sie noch ansprechbar sind, scheinen sie während der Apnoe kurzzeitig bewusstlos zu werden, kehren dann aber zu ihrem vorherigen Ansprechniveau zurück.

Bei einigen Menschen sind gegen Ende ihres Lebens die oberen Atemwege verstopft, was zu einer rasselnden Atmung führt. Es ist schwer, dieses geräuschvolle Atmen mitanzuhören, aber der Sterbende fühlt sich dadurch nicht deutlich kurzatmiger oder in Atemnot.[7]

Gibt es noch weitere Anzeichen, die wir in den letzten Tagen beachten sollten?

ANN: Viele Menschen entwickeln Veränderungen der Hautfarbe und -temperatur, besonders in den letzten Tagen des Lebens. In einem frühen Krankheitsstadium können Menschen blass erscheinen oder dunkle Augenringe als Krankheitszeichen entwickeln. Gegen Ende kann die Haut recht kühl sein, besonders an Händen und Füßen. In vielen Fällen treten in diesen kalten Bereichen dunkelviolette, fleckige Stellen auf. Meist ist dann auch der Blutdruck relativ niedrig und der Puls schwach.

7 Mehr zum Aspekt der Atemnot finden Sie in: Gian Domestico Borasio, *Über das Sterben*, S. 74 ff., C. H. Beck Verlag, 2011.

BEATE: Jenseits dieser körperlichen Veränderungen ist es entscheidend, das Verhalten und die geistige Verfassung der Person zu betrachten: Wie sieht sie ihr Leben? Gibt es noch etwas, das getan werden muss? Gibt es ein Gefühl der Akzeptanz? Spricht der Mensch offen über seinen nahen Tod? Gibt es ungelöste Dinge? Gibt es etwas, das die Person zurückhält? Menschen können enorme Kräfte in sich mobilisieren, um ihr Sterben hinauszuschieben. Eine meiner Hospizpatientinnen war eine alleinerziehende Mutter. Ihr Sohn war erwachsen, und sie erwartete ihr erstes Enkelkind. Niemand glaubte, dass sie die Geburt des Babys noch erleben würde, aber sie war fest dazu entschlossen. Sie lebte tatsächlich noch sechs Monate und starb zwei Tage nach der Geburt ihrer Enkelin.

Der Zeitpunkt des Todes wird auch davon beeinflusst, inwieweit die nächsten Angehörigen die Realität des bevorstehenden Todes akzeptieren. Wenn Familienmitglieder einen natürlichen Sterbeprozess ermöglichen und den sterbenden Menschen wissen lassen, dass es für sie in Ordnung ist, wenn er jetzt loslässt, und sie ihm ihre Liebe versichern, wird es für den Sterbenden einfacher sein, Frieden mit dem Tod zu schließen.

Eine sterbende Person kann tiefgreifende mentale und emotionale Veränderungen durchlaufen, einschließlich spiritueller Not. Was ist eure Erfahrung?

ANN: Viele Menschen zeigen aufgrund ihrer schwerer Erkrankung deutliche emotionale Symptome, einschließlich Angst und Depression. Die meisten Sterbenden erleben eine gewisse Trauer, aber einige entwickeln auch eine klinische

Depression. Ob eine Behandlung der Depression erforderlich ist, sollte von dem betreuenden medizinischen Fachpersonal festgestellt werden.

Beate: Einige Menschen werden verschiedene Arten von spiritueller Not erleben, wie zum Beispiel das Hinterfragen ihres Glaubens; das Gefühl, dass es keinen Sinn im Leben gibt, die Frage, warum sie leiden müssen, oder die existentielle Not, sich zu fragen, was nach dem Tod aus ihnen wird. Man sollte sich diesem Leiden direkt zuwenden, indem man unterstützendes Zuhören anbietet oder sich um seelsorgerische Betreuung kümmert oder um Unterstützung durch Personen aus der spirituellen Tradition des betreffenden Menschen. Manchmal sind auch medikamentöse Interventionen sinnvoll, um emotionale Symptome zu kontrollieren und eine sofortige Linderung zu erreichen.

Ann: Es ist auch normal, dass sterbende Menschen sich ganz zurückziehen oder Zustände von Verwirrung und Gedächtnisverlust entwickeln. Sie sind in der Regel nicht mehr an Themen interessiert, die für ihre Situation nebensächlich sind wie zum Beispiel aktuelle Ereignisse, und konzentrieren sich mehr auf ihre unmittelbaren Anliegen. Manchmal können sie aber auch schwerwiegendere Symptome entwickeln wie zum Beispiel beängstigende Halluzinationen, starke Unruhe, Paranoia und Streitlust. Delirien dieser Art können die Pflege und Begleitung unter Umständen erschweren und erfordern gute medizinische Unterstützung bei der Symptomkontrolle. Verwirrungszustände können aufgrund der Art der Erkrankung (zum Beispiel bei Hirntumoren oder Demenz) auftreten, sie können aber auch durch Medikamente, unkontrollierbare

Schmerzen und andere Faktoren verursacht sein. Wann immer möglich, sollte der ursächliche Faktor angegangen werden. Menschen mit Delirium sollten in einer ruhigen und beruhigenden Umgebung behandelt werden; viele brauchen auch Medikamente gegen die Symptome.

Manche Sterbende sehen einen geliebten, bereits verstorbenen Menschen oder eine spirituelle Gestalt am Bett. Diese Erfahrungen werden von anderen oft als bloße Halluzinationen abgetan.
Beate: An der Grenze zwischen Leben und Tod verändert sich die Wahrnehmung der Realität oft. Manchmal vermischen sich Ebenen unserer gewohnten Realität mit denen einer anderen Wirklichkeit. Visionen dieser Art haben auf Menschen, die im Sterben liegen, vielfach eine beruhigende Wirkung. Sie kommen am häufigsten gegen Ende des Lebens vor, können aber auch schon Wochen oder Monate vor dem Tod auftreten. Diese Erfahrungen können Sterbenden helfen, sich zu versöhnen, mit ihrem Leben Frieden zu schließen und sich auf den Tod vorzubereiten.

Wenn die gewohnte Sprache versagt, kommunizieren Sterbende gelegentlich durch Gesten oder Metaphern – sie sprechen vielleicht von einem Bootsausflug oder einer Zugfahrt. Ein sterbender Vater sagte zu seiner Tochter kurz vor seinem Tod: »Du kannst das Auto holen – wir können jetzt fahren.« Ein anderer Sterbender in unserem Hospiz sagte: »Ich weiß nicht, ob ich hierher oder in ein anderes Zimmer gehöre.« Er starb drei Tage später.

Andere Beispiele, die ich von Hospizbewohnerinnen und -bewohnern gehört habe, sind: »Ich stehe in einer langen

Schlange und muss immer noch warten«, »ich muss einen Fluss überqueren« oder, der Klassiker, »ich will nach Hause«. Zu Hause bezieht sich in diesem Fall nicht unbedingt auf ihr physisches Zuhause, sondern auf ihr Zuhause in einem tieferen spirituellen Sinne. Wir müssen aufmerksam für diese Art von versteckten Botschaften sein und versuchen, sie zu entschlüsseln, um Isolation und Missverständnisse zu vermeiden. Doch allzu oft werden die Dinge erst im Nachhinein klar, nachdem die Person gestorben ist. Ich finde es hilfreich, in das Bild einzutreten, das die Person benutzt, und wahrzunehmen, was es in mir hervorruft. Es kann eine Quelle des Leidens oder eine unausgesprochene Angst oder ein Bedürfnis der Person offenbaren.

Einige der Veränderungen während des Sterbeprozesses scheinen allmählich, über einen längeren Zeitraum zu erfolgen, während andere plötzlich auftauchen. Der Tod, auch wenn er erwartet wird und ein ambulanter Hospizdienst einbezogen ist, scheint oft immer noch überraschend zu kommen. Eine sterbende Person kann sich erholen, und es mag erscheinen, als würde es ihr tatsächlich besser gehen. Wie können wir mit den vielen Unsicherheiten und Veränderungen am besten umgehen?

ANN: Alle Symptome, die wir beschrieben haben, können während des Auf und Abs im Verlaufe des Sterbeprozesses kommen und gehen. Manchmal scheint die sterbende Person dem Tod sehr nahe zu sein, aber dann erholt sie sich und es scheint ihr wieder besser zu gehen. Dieses Auf und Ab kann für alle Beteiligten sehr anstrengend sein und sorgt für Unsicherheit darüber, wie lange die Person noch leben wird. Manchmal führt dies zu einer unangemessenen Hoffnung auf Heilung, manchmal kann es auch zu Frustration führen, dass der Sterbeprozess länger andauert als erwartet. Es kann hilfreich sein, sich daran zu erinnern, dass der allgemeine Trend nach unten geht, und zu erkennen, dass ein relativ guter Tag eine Gelegenheit ist, in Kontakt zu sein und es gut miteinander zu haben – ein Geschenk, das vielleicht nicht wiederkommt.

Hier ist eine Liste mit einigen der Anzeichen und Symptome eines nahen Todes:

- Zunehmende Schwäche und Bedarf an körperlicher Unterstützung; der Sterbende ist immer weniger in der Lage, aus dem Bett zu steigen oder vom Stuhl aufzustehen, verbringt mehr Zeit im Bett, wird schläfriger und weigert sich, zu essen und zu trinken.
- Die Sterbende kann plötzlich den Wunsch haben, sich mit Familienmitgliedern zu versöhnen oder persönliche und familiäre Angelegenheiten in Ordnung zu bringen.
- Der Sterbende, der zuvor verwirrt, halbbewusst oder ohne Bewusstsein war, kann unerwartet für ein paar Tage oder Stunden wieder klar werden und sich soweit erholen, dass er zu kommunizieren und sich zu verabschieden vermag.
- Menschen, die im Sterben liegen, können unglaubliche verborgene Kräfte entwickeln, um auf die Ankunft eines Verwandten zu warten, bevor sie sterben. Sie können auch darauf warten, dass Verwandte und Freunde gehen, damit sie in Frieden sterben können, ohne dass jemand sie zurückhält.

- Menschen, die im Sterben liegen, können tiefe Wach- oder Schlafträume erleben. Sie sehen vielleicht ihnen liebe Menschen, die schon gestorben sind, oder spirituelle Gestalten am Bett. Verwerfen Sie diese Erfahrungen nicht als Halluzinationen. Diese Erfahrungen können Sterbenden die Angst vor dem Tod nehmen, ihnen helfen, sich zu versöhnen, mit ihrem Leben Frieden zu schließen und sich auf den Tod vorzubereiten.

Mit dem Tod ist es noch nicht vorbei – Ein Gespräch mit zwei Bestattern

Uller Gscheidel und Maren Repenning sind Bestatter und praktizierende Buddhisten. Maren arbeitete lange Jahre als selbständige Bestatterin in Hamburg. Uller führt mit seiner Tochter Lea ein Bestattungsunternehmen in Berlin.

Was sollte man als Angehöriger in Bezug auf die Bestattung bereits im Vorfeld klären?
Uller: Zum einen ist es wirklich hilfreich, wenn man schon frühzeitig weiß, welchen Bestatter oder welche Bestatterin man sich wünscht. Dann kann man bereits vorab besprechen, ob und wie lange man den Verstorbenen zu Hause aufbahren oder ob man ihn noch vom Krankenhaus nach Hause bringen kann. Da gibt es große regionale Unterschiede.

Uller, du hast einmal gesagt, »mit dem Sterben oder dem Tod ist es noch nicht vorbei«. Was hast du damit gemeint? Hast du das auf die praktischen Dinge bezogen, um die sich Angehörige und nahe Freunde und Freundinnen des verstorbenen Menschen kümmern müssen, wie die Bestattung, den Nachlass, die Wohnungsauflösung usw.?
Uller: Ja, aber nicht ausschließlich, denn für den Verstorbenen endet der Sterbeprozess noch nicht mit dem Herzstill-

stand. Der körperliche Zersetzungsprozess geht nach dem Tod verstärkt weiter. Der Verstorbene verändert sich noch merklich. Und was auf der geistig-seelischen Ebene dann noch geschieht, wissen wir nicht wirklich.

MAREN: Als Bestatterin war es für mich stets wichtig, bei der Versorgung eines Verstorbenen zu sehen, dass da einfach immer noch etwas gegenwärtig ist, auch wenn der Körper nicht mehr aktiv lebt. Und das kann sehr unterschiedlich sein. Wie lange der Mensch noch als solcher präsent ist und wann der Körper dann einfach nur noch eine Hülle ist. In Holland gibt es noch andere Möglichkeiten als bei uns, den Leichnam länger zu Hause zu behalten. Eine Kollegin hat erzählt, dass die Angehörigen in der Regel ab irgendeinem Punkt das Gefühl haben, jetzt ist es vorbei – jetzt ist der oder die Verstorbene wirklich weg. Das bekommen wir durch unsere Art und Weise, mit den Toten umzugehen, meist gar nicht mehr mit. Weil sie innerhalb von 24 oder 36 Stunden in die Kühlung müssen.

Es ist oft schwer den Tod eines geliebten Menschen anzunehmen. Wie helft ihr Menschen dabei, sich dieser Realität anzunähern?

MAREN: Wir sind Menschen mit Sinneserfahrung, und über die Sinne können wir uns dem eigentlich relativ gut nähern.

ULLER: Die sinnliche Wahrnehmung des verstorbenen Körpers hilft zu begreifen, dass dieser Mensch jetzt tot ist. Und dass das auch nicht umkehrbar ist. Ich denke, es ist im Allgemeinen zumutbar, den Toten als Toten zu sehen und nicht aufgehübscht und zurechtgemacht. Auch wenn dieser spezifische Veränderungsprozess erst nach dem Tod geschieht, gehört er zum Leben. Es ist der Weg unseres biophysischen Materials. Manchmal sagen Menschen aber auch von vornherein, dass das für sie nicht in Frage kommt. Oder auch umgekehrt, der oder die Verstorbene hat praktisch verfügt, dass man ihn oder sie nicht tot sehen darf. Beides finde ich schade.

Ihr würdet Menschen also dazu ermutigen, ihre verstorbenen Angehörigen oder Freundinnen, Freunde auch nach dem Todeszeitpunkt zu sehen, wenn sie dafür offen sind?

ULLER: Als Bestatter hat man meistens mit den Bestattungspflichtigen zu tun sowie mit denen, die dem oder der Verstorbenen am Nächsten standen. Das Begleiten von Sterbenden ist anstrengend, gerade wenn jemand zu Hause stirbt und lange gepflegt worden ist. Oftmals sind die Begleitenden gar nicht in der Lage, sofort viele Leute zu sehen und um sich zu haben. Dann ist es manchmal gut, wenn sie erstmal zwei, drei Tage Pause haben, in denen sie durchatmen können. Und wenn sie dann die Möglichkeit haben, den verstorbenen Menschen allein oder zusammen mit Angehörigen oder Freunden noch einmal zu sehen, kann das eine wichtige und gute Erfahrung für sie sein.

MAREN: Eine Angehörige von mir ist vor drei Jahren zu Hause verstorben. Sie war 50. Ihr Ehemann hat sie bis zum Schluss zu Hause gepflegt. Wir hatten einen sehr schönen Abschied, bei dem auch die drei Kinder dabei waren. Aber der Mann wollte keine Aufbahrung. In einem langen Gespräch habe ich ihm gesagt, das ist nicht für dich, das ist für die Freundinnen und Freunde. Er war dann einverstanden, und bei der Aufbahrung sind zwei Tage später über 30 Leute gekommen.

Weil die sich einfach im letzten Halbjahr nicht von ihr verabschieden konnten. Weil sie kaum noch jemanden sehen wollte. Und die Leute waren zum Teil entsetzt, weil sie zum Skelett abgemagert war. Aber es hat ihnen geholfen, den Tod etwas mehr zu begreifen. Wir haben einige Unterstützung gegeben: Wenn die Menschen den Raum betraten, konnten sie sich erst einmal hinsetzen. Und jeder konnte zunächst von weitem gucken, sich dann näher heranwagen und sich auf diese Weise verabschieden. Es zeigte sich, dass es auch für die Freundinnen und Freunde wichtig war, sich nochmals getroffen zu haben.

Es ist nicht immer einfach, Kompromisse zu finden. Sollte es den Menschen, die zurückbleiben, überlassen sein, wie sie den Abschied begehen wollen? Wie wichtig ist es, die Wünsche des oder der Verstorbenen einzubeziehen?

ULLER: Es gehört zu unseren Aufgaben, dies zu moderieren und auch, sofern wir davon wissen, zu schauen, dass die Wünsche des oder der Verstorbenen berücksichtigt werden. Schwierig finde ich, wenn Menschen zu Lebzeiten Dinge sehr dezidiert festlegen: »… und dann soll der und die reden« oder: »… die beiden sollen singen«, und dann sind diese beiden aber schon recht zitterig, nicht zuletzt stimmlich … und der Chor, der singen soll, kann nicht kommen. Das macht es dann schwierig. Unter meiner Frageliste für solche Situationen steht sinngemäß: Das sind zwar meine Wünsche, aber wenn ihr das in der Situation anders seht und anders entscheiden wollt, dann fühlt euch bitte frei, das zu tun. Ich glaube, wir sollten, wenn wir Verfügungen treffen, die wir nach unserem Tod umgesetzt sehen möchten, auch die Freiheit gewähren, dass es anders sein darf. Ohne dass die Betreffenden ein schlechtes Gewissen bekommen oder zusätzlich belastet werden. Es geht auch darum, den uns nahestehenden Menschen Vertrauen zu schenken.

MAREN: In Beratungen habe ich immer dem oder der Verstorbenen einen Platz am Tisch eingeräumt. Das hat die Situation manchmal verändert, sodass die Leute nicht nur ihre eigenen Ideen mitgeteilt, sondern sich erinnert haben: Ja, da war doch was, was der oder die Verstorbene wollte und was nicht. Das hat den Angehörigen geholfen zu sehen, warum sie eigentlich da sind. Wenn jemand gegangen ist, löst sich oft ein ganzes System auf, und manchmal brechen auch alte Konflikte auf.

ULLER: Statt eines leeren Stuhls lasse ich mir manchmal einfach ein Foto von dem Verstorbenen geben, das ich dann auf den Tisch lege. Meine Tochter, die auch Bestatterin ist, stellt bei unlösbaren Konflikten aufgrund problematischer Familienkonstellationen auf der Trauerfeier manchmal einen Stuhl mit einer Blume für irgendjemanden hin, der nicht dabei sein kann.

Was passiert mit dem Körper, nachdem er vom Bestattungsinstitut abgeholt worden ist?

ULLER: Der tote Körper kommt in den Sarg und dann in die Kühlung oder er kommt in die Kühlung und später in einen Sarg. Alles, was darüber hinausgeht, sind Dinge, die entweder zum Standard-Prozedere des Bestatters gehören oder eben von den Angehörigen gewünscht werden.

Maren: Da ist es dann wichtig, welchen Bestatter man nimmt. Hat er Räume, in denen er aufbahren kann? Macht sie die Versorgung selbst oder lässt sie dies andere machen? All diese Dinge kann man schon im Vorfeld herausfinden oder besprechen. Will ich, dass der Körper nochmal angefasst oder berührt wird? Noch einmal gewaschen oder angezogen? Einige Kollegen machen das standardmäßig. Für sie ist das Teil der Versorgung, ebenso wie der Einsatz aller möglichen Hilfsmittel, um den Verstorbenen wieder schöner als im Leben zu machen.
Uller: Es gibt Firmen, da gehört dies zum Standard und man wird als Angehöriger gar nicht gefragt, ob man das möchte. Das ist das Problem.

In Bezug auf die Erd- oder Feuerbestattung. Was würdest du Angehörigen raten, wenn sie das entscheiden müssen?
Maren: Ich würde die Angehörigen fragen, welche Beziehung der oder die Verstorbene zum Feuer- oder zum Erdelement hatten. Da kann man völlig falsch liegen. Meine Mutter war dem Tod einmal sehr nahe. Ich dachte, sie will bestimmt eine Erdbestattung, dies wäre in ihrem Sinne. Meine Mutter überlebte und sagte uns später, dass sie um Gottes willen nicht von den Würmern aufgefressen werden will. Sie will eine Feuerbestattung. Daher ist es gut, wenn man schon vorher den Angehörigen sagt, was man sich wünscht.

Mittlerweile treffen bei Bestattungen ganz unterschiedliche Kulturen aufeinander. Wie kann man dem Rechnung tragen? Wie wichtig sind Rituale, wenn es keine gemeinsamen gibt?

MAREN: Ich war mal Bestatterin für eine Frau, die sehr mit Afrika verbunden war und auch ein Kind mit einem Afrikaner hatte. In den letzten Wochen Ihres Lebens wollte sie gerne buddhistische Rituale haben. Wir haben noch zu ihren Lebzeiten darüber geredet. Ich habe sie besucht, und dann haben wir mit der Tochter zusammen eine Mischung gefunden, sodass alle, die zur Bestattung kamen, etwas für sich gefunden haben. Bei der Urnenbeisetzung haben die afrikanischen Männer getrommelt, die afrikanischen Frauen haben gesungen, und ich habe die Essentielle Phowa, eine buddhistische Praxis angeleitet, weil sie es gerne so wollte. Auf diese Weise war alles weit und offen. Wir haben versucht, in der Feier jedem Raum zu geben.

ULLER: Das ist auch eine Frage der Moderation. Zum Beispiel habe ich einmal ein Kind bestattet, bei dem der Vater muslimisch war, die Mutter aber nicht. Da habe ich es so gelöst, dass ich mit der Mutter den Anfang gemacht habe und die Verabschiedung und Einbettung betreut habe, und dann hat der muslimische Bestatter übernommen. Die andere Variante ist, dass man versucht, bei einer Feier den verschiedenen Religionen Raum zu geben. Das ist für manche Menschen irritierend, weil sie dann oft mit für sie sehr Fremdem konfrontiert werden.

Ihr seid beide seit vielen Jahren mit dem Tod im wahrsten Sinne des Wortes in hautnahem Kontakt, sowohl durch eure langjährige berufliche Erfahrung als auch den eigenen Lebensumständen. Hat sich eure Haltung gegenüber Sterben und Tod im Laufe der Jahre verändert? Sind sie für euch immer noch ein Mysterium, ein Geheimnis?

ULLER: Das wird der Tod letztendlich immer bleiben, weil wir nicht über diese Wahrnehmungsgrenze hinauskommen. Aber ich denke immer noch jedes Mal, wenn ich mit einem Toten zusammen bin: Da könnte jetzt auch ich liegen. Für mich ist das nicht mehr schrecklich, sondern in gewissem Sinne selbstverständlich. Aber trotzdem stellt sich mir für das letzte Abenteuer dieses Lebens die Frage: »Wie kriege ich das hin?« Reicht meine buddhistische Praxis, um gut durch diesen Prozess zu gehen? Gibt es ein Danach oder ist das alles Humbug? Ich denke mal, da sind uns die Toten einfach einen Schritt voraus.

MAREN: Vor zwei Jahren habe ich gedacht, ich würde nicht mehr lange leben. Mit meiner Diagnose ist es nicht klar, wie lange ich noch habe. Mittlerweile geht es mir wieder besser. Dennoch: Für mich ist das ein Übergang. Es ist auch ein Abenteuer. Ich finde es spannend, meinen eigenen Geist zu beobachten, wenn ich schwächer werde oder nicht mehr so kann, wie ich will. Mittlerweile kann ich akzeptieren, dass ich nicht mehr die Kräfte habe wie früher und dass ich sehr aufpassen und mich ausruhen muss. In Bezug auf meine Beerdigung habe ich geklärt, was ich will. Meine Kinder wissen um meine Wünsche, und ich habe eine Patientenverfügung, und da gibt es immer mal wieder eine neue Musikliste. Ich genieße die Zeit, die wir miteinander haben, jetzt sehr. Vielleicht habe ich noch ein paar Jahre oder vielleicht ist es bald vorbei. Das macht das Leben so kostbar.

Was berührt euch in eurer Arbeit immer noch?

MAREN: Wenn ein Mensch, den ich begleitet habe, sehr leiden musste, erlebe ich eine unendliche Freude, wenn er es geschafft hat.

ULLER: Ich hatte jetzt hintereinander mit mehreren Suiziden zu tun. Und das hat mich sehr berührt, weil ich gesehen habe, welches Leid dieser Schritt für die Nahestehenden bringt. Ich selbst stehe dem Suizid aufgeschlossen gegenüber. Meines Erachtens haben wir das Recht, selbstbestimmt zu sterben. Aber ich sehe auch, was das für Auswirkungen oder Traumatisierungen für die Lebenden haben kann. Was mich ansonsten oft berührt, ist das Gefühl, dass nicht alle, aber viele Familien mich in meiner Rolle als Bestatter für einen vergleichsweise kurzen Zeitraum in ihren Kreis aufnehmen. Man kommt sich doch sehr nahe in einer ganz intensiven Lebenszeit.

Danksagung

Das Schreiben ist, wie das Sterben, von Natur aus eine einsame Erfahrung. Der Prozess muss es aber nicht sein. Ich habe Worte zu Papier oder, genauer gesagt, auf den Bildschirm gebracht und viele Menschen haben mich bei dieser aufregenden und auch herausfordernden Reise begleitet. Mein herzlicher Dank geht an alle, die mich begleitet haben: an meine Kolleginnen und Kollegen, die ihr Herz auf dem rechten Fleck haben; das Team von »Authentic Presence« und alle Teilnehmerinnen und Teilnehmer, die in Nordamerika, Australien, Europa, dem ländlichen Indien oder in Argentinien wirklich viel bewirken; die wunderbaren Teams, die im Spiritual Care Programm und seinen vielen Ablegern rund um den Globus arbeiten; meine Mentorinnen und Mentoren; meine spirituellen Freundinnen und Freunde, meine Schriftsteller- und Künstlerfreundinnen und -freunde; an meine Familie und meinen geliebten Ehemann – danke für euer Dasein. Mein besonderer Dank geht an Ursula Richard, die die Geburt der deutschen Ausgabe mit Passion und einer erfrischenden Portion von gesunder Lebensweisheit begleitet hat. Mein Dank gilt auch all meinen buddhistischen Lehrerinnen und Lehrern: Ohne eure Freundlichkeit wäre mein Geist immer noch eng und verbohrt und mein Herz bequem klein. Ohne eure Inspiration hätte ich es nie gewagt, Sterbende zu begleiten, geschweige denn darüber zu schreiben. Möge eure Weisheit in dieser Welt weiterhin leuchten.

Im Zusammensein mit Sterbenden habe ich gelernt, den Raum für Zustände zu halten, die unvereinbar miteinander scheinen – Kummer und Freude, ruhiges Glück und Trauer. Ich bin den Menschen, die ich im Laufe der Jahre begleitet habe und die mir erlaubt haben, in ihrer Zeit des Sterbens anwesend zu sein, zutiefst dankbar: für die Freude, das Lachen, die Tränen, die tiefe Verbundenheit und für eure Geduld in den Momenten, in denen ich nicht so geschickt und weise war, wie ihr es von mir erwartet hattet, besonders nach so vielen Jahren des Sitzens auf meinem Meditationskissen. In eurem Sterben habt ihr mir viel über das Leben beigebracht, vor allem über die unendliche und zeitlose Kraft der Liebe. Möget ihr in Frieden sein, möget ihr frei sein.

Im Gedenken an meine geliebte Urgroßmutter Marie, meine Oma und meinen Opa und meine Mutter.

Dieses Buch ist euch gewidmet.

Webseiten

Deutschland

Deutscher Hospiz- und PalliativVerband e.V.: www.dhpv.de

Deutsche Gesellschaft für Palliativmedizin: www.dgpalliativmedizin.de

Deutscher Ethikrat: www.ethikrat.org

Adress-Suchmaschine für Palliativeinrichtungen je nach Region: www.wegweiser-hospiz-palliativmedizin.de

Spezialisierte Ambulante Palliativ Versorgung: www.fachverband-sapv.de

Deutsche Schmerzliga: www.schmerzliga.de

Elysium.Digital Online-Magazin, Leben-Sterben-Tod-Werden: www.elysium.digital

Café Tod: www.deathcafe.com

Buddhistische Einrichtungen

Hospizdienst Horizont Bodhicharya Deutschland e.V., Berlin: www.hospiz-horizont.de

Hospizdienst Mandala e.V., Ruhrgebiet www.hospizdienst-mandala-ev.de

Sukhavati – Buddhistisches Zentrum für Spiritual Care, Bad Saarow: www.sukhavati.eu

Buddhistische Gemeinschaft Triratna (Essen) e.V.: www.triratna-buddhismus.de/triratna/soziales/hospizverein

Bestattungen

BestatterInnen-Netzwerk: www.bestatternetz.net/

Vorsorge, Bestattung, Trauer: www. emmora.de

Charon Bestattungen, Berlin: www.charon.de

Projekte FriedWald und Ruheforst: www.friedwald.de und www.ruheforst-deutschland.de

Trauer

Bundesverband Verwaiste Eltern und trauernde Geschwister in Deutschland e.V.: www.veid.de

Projekt der Verbraucherinitiative Aeternitas e.V.: www.gute-trauer.de

Online-Projekt der Hospizgruppe Freiburg im Bereich Kinder-und Jugendtrauer: www.allesistanders.de

Schweiz

Dachverband Schweizer Hospize: www.hospize-schweiz.ch

Krebsliga Schweiz: www.krebsliga.ch

Schweizer Palliativstiftung für Kinder und junge Erwachsene: www.pro-pallium.ch

Schweizerische Gesellschaft für Palliative Medizin, Pflege und Betreuung: www.palliative.ch

Caritas Palliative Care: www.caritascare.ch/de/palliative-care.html

Universitätskinderspital Zürich: www.kispi.uzh.ch/de/patienten-und-angehoerige/fachbereiche/palliativecare

Schweizerische Gesellschaft für Psychoonkologie: www.psychoonkologie.ch/

Spitex Schweiz: www.spitex.ch/

Bestattungen

Schweizer Naturbestattungen: www.schweizer-naturbestattung.ch

Verband der Bestattungsdienste: www.bestattungen.ch

FriedWald Baumbestattung: www.friedwald.ch

Familientrauerbegleitung: familientrauerbegleitung.ch/

Österreich

Dachverband Österreichischer Hospize: www.hospiz.at

Österreichische Palliativgesellschaft: www.palliativ.at

Österreichische Krebshilfe: www.krebshilfe.net

Das Mobile Hospiz der Buddhistischen Religionsgemeinschaft Österreich: www.buddhismus-austria.at

Bestattungen

Informationswebsite der österreichischen Bestatter: www.bestatter.at

Literatur

1. Literaturempfehlungen

Jean-Dominique Bauby, *Schmetterling und Taucherglocke*, dtv Verlagsgesellschaft, 1998

Jorge Bucay, *Das Buch der Trauer: Wege aus Schmerz und Verlust*, S. Fischer Verlag, 2015

Dirk Blümke, Bernhard Bayer, Georg Hug, Kerstin Kurzke u. a., *Sterbende begleiten lernen – Materialien: Das Celler Modell zur Qualifizierung Ehrenamtlicher für die Hospizarbeit*, Gütersloher Verlagshaus, 2018

Ira Byock, *Sterben: Wachsen im Umgang mit dem Tod*, Droemer Knaur Verlag, 1997

Gian Domenico Borasio, *Über das Sterben: Was wir wissen. Was wir tun können. Wie wir uns darauf einstellen*, C. H. Beck Verlag, 2011

– *Selbstbestimmt sterben: Was es bedeutet, Was uns daran hindert, Wie wir es erreichen können*, C. H. Beck Verlag, 2014

Pema Chödrön, *Wenn alles zusammenbricht: Hilfestellung für schwierige Zeiten*, Goldmann Verlag, 2001

– *Das Unwillkommene willkommen heißen: Mit offenem Herzen Verletzungen, Traumata und Ängste überwinden*, Goldmann Verlag, 2020

Dalai Lama, *Dem Leben einen Sinn geben. Die Freude, friedvoll zu leben und zu sterben,* Droemer Knaur Verlag, 2018

Joan Didion, *Das Jahr magischen Denkens,* Claassen Verlag, 2006

Wolf Erlbruch, *Ente, Tod und Tulpe,* Antje Kunstmann Verlag, 2010

Lisa Freund, *Das Unverwundbare: Wege der Heilung in Lebenskrisen,* O.W. Barth Verlag, 2011

– *Geborgen im Ungeborgenen: Neue Wege zum Umgang mit dem Sterben,* O.W. Barth Verlag, 2012

– *Kraftquellen entdecken: Was in schwierigen Zeiten stärkt,* Scorpio Verlag, 2018

Atul Gawande, *Sterblich sein: Was am Ende wirklich zählt. Über Würde, Autonomie und eine angemessene medizinische Versorgung,* S. Fischer Verlag, 2017

Christoph Germer, *Der achtsame Weg zum Selbstmitgefühl: Wie man sich von destruktiven Gedanken und Gefühlen befreit*, Arbor Verlag, 2015

Reimer Gronemeyer und Andreas Heller, *In Ruhe sterben. Was wir uns wünschen und was die moderne Medizin nicht leisten kann*, Pattloch Verlag, 2014

Joan Halifax, *Im Sterben dem Leben begegnen: Mut und Mitgefühl im Angesicht des Todes,* Theseus Verlag, 2019

Andreas Heller und Patrick Schuchter, *Sorgekunst – Mutbüchlein für das Lebensende*, Edition Caro & Caro, 2017

Roland Kachler, *Meine Trauer wird dich finden: Ein neuer Ansatz in der Trauerarbeit,* Verlag Herder, 2017

Paul Kalanith, *Bevor ich jetzt gehe: Die letzten Worte eines Arztes an seine Tochter*, Penguin Verlag, 2017

Elisabeth Kübler-Ross, *Erfülltes Leben – würdiges Sterben*, Goldmann Verlag, 2012

Christine Longaker, *Dem Tod begegnen und Hoffnung finden: Die emotionale und spirituelle Begleitung Sterbender*, Piper Verlag, 2009

Thomas Merton, *Keiner ist eine Insel – Betrachtungen über die Liebe*, Patmos Verlag, 2015

Monika Müller, *Dem Sterben Leben geben: Die Begleitung sterbender und trauernder Menschen als spiritueller Weg*, Gütersloher Verlagshaus, 2004

H. Christof Müller-Busch, *Abschied braucht Zeit: Palliativmedizin und Ethik des Sterbens,* Suhrkamp Verlag, 2012

Henri Nouwen, *In einem anderen Licht: Von der Kunst des Lebens und Sterbens*, Verlag Herder, 2006

Frank Ostaseski, *Was wir vom Tod lernen können, um erfüllt zu leben,* Droemer Knaur Verlag, 2017

Matthieu Ricard, *Allumfassende Nächstenliebe: Altruismus – Die Antwort auf die Herausforderungen unserer Zeit*, Edition Blumenau, 2016.

Dzongsar Khyentse Rinpoche, *Leben ist Sterben: Wie wir uns auf das Sterben, den Tod und darüber hinaus vorbereiten können,* Manjughosha Edition Verlagsgesellschaft, 2020

Sogyal Rinpoche, *Das tibetische Buch vom Leben und vom Sterben,* Droemer Knaur Verlag, 2010

Cicely Saunders, *Sterben und Leben. Spiritualität in der Palliative Care,* Theologischer Verlag Zürich, 2009

Roland Schulz, *So sterben wir: Unser Ende und was wir darüber wissen sollten*, Piper Verlag, 2018

Kevin Toolis, *My Father's Wake*, Weidenfeld & Nicolson, 2017

2. Quellenangaben

»Wie weit ich von mir abgekommen bin …« und »Heute werde ich atmen …« von Andrea Maria Keller, in: *Vielstimmig*, Edition Howeg, 2018, mit freundlicher Genehmigung der Autorin

»Compassion and Wisdom« (Mitgefühl und Weisheit) von Khandro Rinpoche, in: Lion's Roar, Juni 17, 2017

»Kindness« (Güte) von Naomi Shihab Nye in: *Words under the Words: Selected Poems* © 1995 by Naomi Shihab Nye, The Eight Mountain Press, 2001, mit freundlicher Genehmigung der Autorin

»Wild Geese« (Wildgänse) von Mary Oliver, Auszüge aus *Dream Work*, © 1986 by Mary Oliver; mit freundlicher Genehmigung von Grove/Atlantic, Inc. und der deutschen Übersetzerin Reika Ebert

»The Guesthouse« (Das Gasthaus) in: *The Essential Rumi*, übersetzt von Coleman Barks, New York: Harper Collins 1995, mit freundlicher Genehmigung des Übersetzers

Über die Autorin

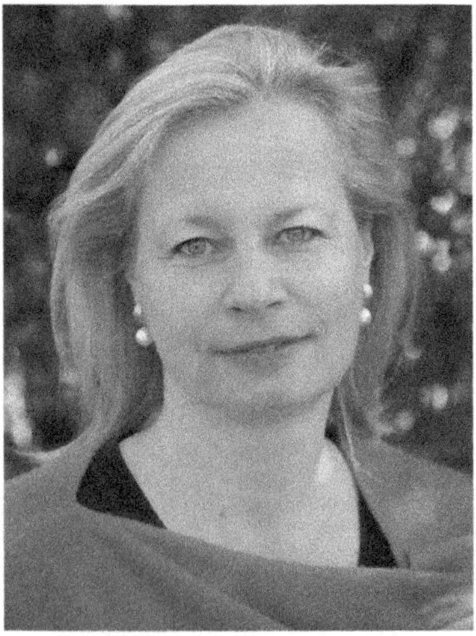

Kirsten DeLeo begleitet seit über 25 Jahren sterbenskranke Menschen und ihre Familien. Sie ist Meditationslehrerin und Trainerin im Bereich kontemplativer Begleitung und leitet weltweit Kurse,Workshops und Retreats. Kirsten stammt aus Frankfurt am Main und lebte viele Jahre in den Vereinigten Staaten. Sie war über 20 Jahre Dozentin im Spiritual Care Programm, einem internationalen Netzwerk, das von Sogyal Rinpoches *Tibetisches Buch vom Leben und vom Sterben* inspiriert ist und Kurse zum Thema Heilung, Sterben, Tod und Trauer anbietet. Kirsten DeLeo ist Mitbegründerin von »Authentic

Presence«, einem der ersten Fortbildungsprogramme in der kontemplativen Sterbebegleitung für Fachkräfte im medizinischen und sozialen Bereich in den Vereinigten Staaten. Dieses Programm wird mittlerweile auch in anderen Ländern angeboten. Sie ist in der Hakomi-Methode ausgebildet und widmet sich seit über 20 Jahren buddhistischer Lehre und Praxis. Sie hat ein Drei-Jahres-Meditationsretreat absolviert und ist Mitglied der Buddhist Ministry Working Group (Arbeitsgruppe für soziales Engagement und Seelsorge) der theologischen Fakultät an der Harvard University in Boston / USA. Seit 2018 wohnt sie mit ihrer Familie in der Nähe vom Dzogchen Beara Buddhist Meditation Centre in West Cork / Irland.
kirstendeleo.com